...E Nossos Filhos Cantam As Mesmas Canções

MALCOLM MONTGOMERY

...E NÖSSOS FILHOS CANTAM AS MESMAS CANÇÕES

Integrare

EDITORA

Copyright © 2008 Malcolm Montgomery
Copyright © 2008 Integrare Editora

Publisher
Maurício Machado

Assistente editorial
Luciana M. Tiba

Produção editorial e coordenação
Estúdio Sabiá

Notas marginais
Fernando Nuno

Preparação de texto
Capitu Escobar de Assis

Revisão de provas
Ceci Meira e Fernando Wizart

Projeto gráfico de capa e de miolo / Diagramação
Nobreart Comunicação

Dados Internacionais de Catalogação na Publicação (CIP)
(Câmara Brasileira do Livro, SP, Brasil)

Montgomery, Malcolm
– E nossos filhos cantam as mesmas canções /
Malcolm Montgomery. – São Paulo : Integrare Editora, 2008.

Bibliografia
ISBN 978-85-99362-33-4

1. Adolescência 2. Pais e filhos 3. Psicologia do adolescente
4. Relações interpessoais I. Título.

08-10451 CDD-158.24

Índices para catálogo sistemático:

1. Filhos adolescentes e pais : Relações familiares : Psicologia aplicada 158.24

Todos os direitos reservados à
INTEGRARE EDITORA LTDA.
Rua Tabapuã, 1123, 7º andar, conj. 71-74
CEP 04533-014 – São Paulo – SP – Brasil
Tel. (55) (11) 3562-8590
Visite nosso site: www.integrareeditora.com.br

*"Aos Jovens de ontem
e de hoje que foram e
são sensibilizados pela
herança musical, poética
e filosófica dos quatro
rapazes de Liverpool."*

Sumário

Introdução: Como tudo começou **18**

    ... Nos dias atuais 18

    ... E há meio século 21

Capítulo 1

O pré-adolescente: o corpo e o mundo, ilustres desconhecidos ... **28**

    Inundação hormonal 29

Capítulo 2

A turma e seus ritos (identidade sociocultural) **38**

    O novo foco da atração 40

    Dois caminhos 41

    Minha praia para sempre 42

Capítulo 3

Escolha difícil (identidade profissional) **48**

    Priorizar a vocação 51

Capítulo 4

Desejos escondidos (identidade sexual) **56**

    Experiência ou definição final? 58

    A influência do contexto 59

    O que determina a orientação sexual 60

    A diversidade do desejo 61

    Afirmação guerreira 62

    Do orgulho à serenidade 64

Capítulo 5

A descoberta da sexualidade **68**

    Tempos diferentes 70

    Letra e música 71

    A primeira vez 72

Capítulo 6

Sob o domínio da paixão **76**

    Por que nos apaixonamos 77

    O cérebro de quem ama 78

    Êxtase e magia, combinação explosiva 80

Capítulo 7

Gravidez na adolescência **84**

    Os labirintos da culpa 85

    Ter um bebê ou ter um filho? 87

    Contraceptivos mais indicados 88

Capítulo 8

Aborto e conflitos **92**

    Debaixo do tapete 94

    Ruídos na comunicação 95

    Choque de gerações 97

    Compartilhar é preciso 98

Capítulo 9

Drogas: experimentação e dependência **102**

    Atração fatal 104

    Esclarecendo mitos 106

    Oposição moderna 107

Capítulo 10

Drogas: questões polêmicas **112**

Alterações psíquicas superfaturadas 113

Proibir ou liberar? 115

Na mira do cigarro 116

O álcool e a política do avesso 117

A maconha eventual 119

A cocaína e o risco de overdose 123

Prazeres e desprazeres 124

Motivações inconscientes 126

O retorno à liberdade 128

Capítulo 11

Cidadania e ética **132**

As amarras do paternalismo 134

Rebeldia útil 135

Revolução poética 137

Capítulo 12

Fé e religiosidade **142**

Muito além de dogmas e regras 144

Autonomia para descobrir 146

Capítulo 13

O jovem adulto **150**

Problema ou solução? 151

Integrando pais e filhos 152

Conclusão: Através do universo e das gerações **157**

QUATRO CARAS QUE NEM NÓS...

Fernando Nuno

Há cinquenta anos, eles foram adolescentes típicos de uma cidade portuária inglesa. Ao ler as reportagens e os livros que contam como eles eram e como viviam, vemos que aqueles quatro garotos de Liverpool que viriam a conquistar o mundo eram exatamente iguais aos adolescentes de qualquer outro lugar do mundo e de qualquer outra época. Como a de hoje, por exemplo.

John, Paul, George, Ringo – quatro nomes que passaram para a história. Todos eles passaram por dramas familiares, como qualquer outro jovem. Dois deles – John e Ringo – eram filhos de pais separados. Porém, enquanto o padrasto de Ringo o amava e tratava como se fosse seu pai biológico, John teve de ser criado, desde a primeira infância, por seus tios, uma vez que a família não aceitava o novo marido de sua mãe. Além disso, John praticamente não conhecia o pai, que tinha saído de casa quando ele ainda estava na primeira infância. Em comum com Paul, John tinha também uma vivência bastante trágica: a perda da mãe durante a adolescência – a mãe de Paul morreu de câncer quando ele tinha 14 anos, enquanto a de John foi morta por atropelamento quando Lennon tinha 16. Já a família de George (que era filho de motorista de ônibus) era bastante unida, embora morasse num dos bairros socialmente mais desfavorecidos da cidade. No fundo, era essa a característica comum a todos eles (ou quase): com exceção de John, que fazia parte de uma classe social que na época se chamava "remediada", os outros três adolescentes pertenciam, em graus distintos, à classe média baixa de Liverpool. Mas isso não lhes servia de desculpa ou de desestímulo – muito pelo contrário...

Por tudo isso, não deixavam, todos eles, de ter a mesma vitalidade, os mesmos complexos, a mesma gana de viver e de romper barreiras, a mesma insegurança e os mesmos temores, as mesmas ambições, o mesmo gosto pelo que é novo e a mesma desconfiança em relação ao que é velho – que caracterizavam a adolescência não só de sua época, mas também de todas as outras. Ah, sim: e adoravam música, principalmente a do gênero mais novo, que a turma só um pouco mais velha nem sonhava que existia. Com grande dificuldade, em rádios antigos, cheios de ruídos de estática, nos programas de emissoras estrangeiras, ouviam uma coisa novíssima (para a época, claro): o rock.

Mas, se eram tão parecidos com os outros adolescentes, o que os fez diferentes? Enquanto se esforçavam para aprender a tocar e a cantar (muitíssimo bem, por sinal, principalmente quando soavam em conjunto), eram fãs de outros músicos que vieram antes deles, e por seu lado conquistaram mais fãs para si próprios do que quaisquer outros artistas em qualquer época do mundo. Quando se tornaram adultos, na década de 1960, frutificou a dedicação plantada por eles durante a adolescência: o conjunto musical que formaram se tornou o maior sucesso do mundo, e sua influência transcendia o terreno da arte para se transformar num imenso fenômeno social.

Podemos levantar inúmeras hipóteses para tamanho êxito, ligadas ao temperamento adolescente de John Lennon, Paul McCartney, George Harrison e Ringo Starr, que já foram apresentadas inúmeras vezes. Além do imenso talento natural e da grande criatividade (dos quais podemos dizer que sejam inatos a qualquer adolescente), da vontade de sempre experimentar coisas novas sem se repetir – características essas que seriam as marcas registradas de sua música –, eles souberam absorver dos mais velhos aquilo que consideravam mais importante e reciclar esse aprendizado em sua nova e própria linguagem.

Competiam muito entre si, o que os estimulava a ser sempre melhores, mas cada um deles sabia reconhecer quando o trabalho do outro era melhor e contribuir para que se tornasse melhor ainda. Portanto, acima dessa rivalidade estimulante, sabiam ser unidos. Com isso, ganhava o conjunto, porque, no fundo, eles sabiam que não adiantava nada um ser melhor do que o outro para chegar a algum lugar; o que importava era serem melhores juntos. Por isso, eles eram, acima de tudo, unidos, e logo aprenderam a ensinar que a melhor forma de ser bem-sucedido está em somarmos nossas melhores qualidades às dos outros.

Quando apenas um único entre eles não gostava de alguma gravação que haviam feito, a música era descartada do disco. Todos tinham de aprovar tudo. Sempre antenados no que surgia, experimentando todas as novidades, deixando de lado as que não serviam e adotando as melhores, eles souberam ser os melhores porta-vozes de uma época em que se lutava – como, de resto, sempre se luta – por uma sociedade diferente, mais aberta e mais criativa.

Depois deles, o mundo, tanto o dos adolescentes daquela época que hoje chegaram à terceira idade, quanto o das gerações de jovens que se sucederam desde então, nunca mais foi o mesmo. Por isso – e não só por isso – é importante ressaltar aqui a grande escolha de vida feita pelos Beatles. Durante a adolescência, em Liverpool, conviveram entre as gangues que assolavam os bairros pobres da cidade em que viviam; quando tinham 17 anos (o mais novo, George) e 20 (o mais velho, Ringo), começaram a fazer turnês pelo ambiente degradado, repleto de drogas e prostituição, dos bares do porto de Hamburgo, na Alemanha.

Aprenderam a conviver com isso tudo, mas escolheram, conscientemente, ser "do bem" – do contrário, jamais conseguiriam alcançar o sucesso que tiveram. Não se perderam em desvios que não levavam a nada. Mantiveram-se unidos durante a fase mais produtiva de seu trabalho e quando se separaram para seguir carreira solo, em 1970, depois de dez anos de sucesso inigualado, foi principalmente porque, segundo John Lennon, não conseguiriam mais superar como grupo o trabalho que estavam fazendo até ali, sempre se renovando.

É neles, os BEATLES, e na permanência de seu trabalho, que o Dr. Malcolm Montgomery foi buscar a inspiração e a consistência para este seu novo livro. Para dar a você, que está lendo estas linhas, a oportunidade de conhecer um pouco mais sobre a maior banda de todos os tempos, acrescentei algumas informações, à margem do texto de Malcolm, que tivessem a ver com os insights desenvolvidos por ele em relação com as músicas do grupo.

No entanto, ainda que os Beatles constituam o gerador desta obra, ela tem energia própria – e muita! Malcolm deixa entrever claramente a homenagem, o tributo que presta a esses seus ídolos, seus heróis de juventude e de sempre. Seu livro fala por si mesmo, e seria indevido antecipar, nesta curta apresentação, o impacto que ela causará em você que vai começar a lê-la agora. No entanto, tenho certeza de que, além de aprender muito sobre um período vital importantíssimo – a fase de nossa formação, que define quase tudo o que seremos para o resto da vida –, você sentirá a mesma empolgação que o motivou a escrever esta obra. Boa leitura!

Primavera de 2008

- *Escritor e músico, Fernando Nuno (cantor da banda Free Generation, que levou as músicas dos Beatles aos quatro cantos de São Paulo no fim da década de 1960 e no início da de 1970) teve participação ativa em vários dos principais momentos da edição de trabalhos sobre a banda no Brasil.*

- *Traduziu e editou a primeira grande biografia ilustrada dos Beatles, publicada originalmente pela revista **Rolling Stone**, com prefácio de Leonard Bernstein. A edição brasileira foi a única do mundo a trazer como encarte, por iniciativa de Fernando Nuno, a gravura dos componentes da banda feita por Andy Warhol.*

- *Com o jornalista André Singer e os músicos Paulo Tatit e Marco Antônio Mallagoli, compôs a mesa de palestrantes que apresentou a grande autobiografia dos Beatles, **Antologia**, por ocasião do lançamento do livro.*

- *Traduziu, adaptou e editou o texto da nova versão brasileira, voltada especialmente ao público infantil (mas não só, naturalmente) do livro oficial do filme **Yellow Submarine**.*

- *Coordenou os trabalhos editoriais e editou o texto da mais recente e mais completa (com 1.024 páginas!) obra sobre a banda, **The Beatles**: A biografia, de Bob Spitz.*

- *Além disso, Fernando Nuno realiza versões especiais, para jovens, dos clássicos da literatura – todas elas premiadas pela Fundação Nacional do Livro Infantil e Juventil (FNLIJ). Nesse trabalho, destacam-se as versões integrais que realiza da obra de William Shakespeare, em forma de romance e em linguagem atualizada – com cinco volumes já publicados na Coleção Shakespeare.*

São Paulo, inverno de 2008.

Caro(a) leitor(a),

Ter filhos é uma experiência única para pessoas amorosas e responsáveis – tenho convicção disso!

Para os irresponsáveis e pouco afetivos, a prole pode ser grande, pouco importa.

Mas se o que nos une aos filhos é um cordão umbilical real, o link é constante. Estamos sempre às voltas com preocupações. As imagens que nos vêm à mente podem alimentar fantasias do bem ou do mal.

Quando eles ganham autonomia e passam a sair para as baladas, nossas noites ficam diferentes. O medo passa a ser nosso companheiro. Qualquer atraso pode nos levar a pensamentos torturantes. É como se vida noturna fosse regada apenas a drogas, bebidas, acidentes, brigas, prostituição...

Quantos pais só conseguem pegar no sono "saudável" depois que "as crianças" chegam em casa.

Meus filhos estão saindo desse período conflituoso. A sensação é de estar chegando à praia após nadar em águas às vezes calmas e muitas vezes turbulentas: "Ufa! Passou!". Agora eles estão no caminho das suas respectivas roças.

Mas não foi fácil.

Tudo começa quando os hormônios transformam o corpo, a cabeça e o comportamento.

Apesar de todas as mudanças pelas quais passaram o mundo e a família, a carência e os sentimentos adolescentes continuam os mesmos.

Eu me lembro das minhas inseguranças em relação ao desenvolvimento do corpo, ao desempenho na escola, à futura profissão, à descoberta do sexo, ao primeiro amor etc.

É sobre tudo isso que pretendo falar, com a transparência do pai e do médico. Talvez compartilhando minhas experiências eu possa contribuir para amenizar esse trajeto.

Meu roteiro se baseia nas canções compostas pela mais criativa banda da história do rock: os Beatles.

Não posso deixar de pontuar que vivi minha adolescência em plena efervescência dos anos 60.

E muitas vezes me surpreendi, trinta anos depois, ao ouvir do quarto dos meus filhos o som de um violão acompanhando uma canção beatle.

– De onde vem essa canção? – eu perguntava.

– Pai, essa banda é referência para quem quer aprender o rock'n'roll! – respondia um deles com aquele ar adolescente de quem sabe tudo.

Quando ouço meus filhos cantando essas músicas, fecho os olhos e parece que o tempo não passou.

Recorro aos Beatles na esperança de tocar mais o seu coração do que o seu cérebro. Este é o atalho para compreender e aceitar o novo, o diferente, o moderno – o que mobiliza os sentimentos dos nossos jovens.

Aos 13, 14, 15 anos prevalece a pureza dos sonhos e das identificações.

Esses sonhos uniram Paul, John, George e Ringo, quatro rapazes ingleses, talentosos e irreverentes, que até hoje embalam o rock'n'roll.

Além de criar melodias fortes e ousadas, em suas letras os Beatles souberam refletir a revolução de valores que movimentou o mundo no final da década de 60. E assim influenciaram tudo o que aconteceu na música jovem depois deles.

Todos os grandes roqueiros que se destacaram a partir de 1960 são unânimes em apontar os Beatles como "referência em criatividade musical". Eles são lembrados como gênios musicais do século XX, assim como Beethoven no século anterior.

Os principais anseios do jovem serão abordados por meio de sua poética e filosófica herança, capaz de unir diferentes gerações.

Beijos,

Malcolm Montgomery.

INTRODUÇÃO

Como Tudo Começou...

Here comes the sun, here comes the sun
And I say it's all right.

HERE COMES THE SUN (G. Harrison)[1]

... Nos dias atuais

Um amigo que participou de um show de Paul McCartney nos Estados Unidos, em 2006, surpreendeu-se com a quantidade de público e seu envolvimento no espetáculo.

– Foi emocionante! – disse-me com os olhos brilhando.

Eu suspirei: – Pena que tudo passou tão rápido!

Ele rapidamente acrescentou: – Engano seu.

Segundo meu amigo, o público se dividia em quatro gerações: pré-adolescentes, de 10 a 14 anos; adolescentes, de 15 a 20 anos; adultos jovens, de 20 a 30 anos; e maduros/"menopausados", de 50 a 70 anos.

Passei a refletir: será que a obra dos Beatles ultrapassa a sua geração?

Seis meses depois, soube que uma banda cover dos rapazes de Liverpool estaria se apresentando em São Paulo num sábado entre feriados.

Pensando na cidade vazia, imaginei que seria muito fácil conseguir dois ingressos para a Via Funchal, uma casa de espetáculos que recebe confortavelmente 3 mil pessoas.

---

[1] GEORGE HARRISON. "Here Comes the Sun", do álbum *Abbey Road*. The Beatles. Apple, 1969.

Surpresa: não havia mais nenhum!

Graças à amizade com um sócio da casa consegui os ingressos e lá fomos ao show, eu e minha namorada de 29 anos, que adora a banda original.

Outra surpresa: apenas um terço do público pertencia à minha faixa etária. A grande maioria era jovem.

Tive, então, a oportunidade de sentir ao vivo que a criação artística da banda não é somente transcontinental, mas também "transgeracional", isto é, une gerações: pais e filhos, avós e netos, professores e alunos.

"A música dos Beatles, como toda grande forma de arte, é importante porque revela certas verdades básicas sobre quem e o que somos como seres humanos e a que coisas damos valor absoluto", escreveram os músicos e professores universitários Richard Falkenstein (de artes) e John Zeis (de filosofia) no livro *Os Beatles e a filosofia*[2].

Apesar de todas as transformações tecnológicas, do consumismo difundido pelo capitalismo moderno, da globalização dos meios de comunicação homogeneizando a arte, na sua essência ela ainda é a expressão do sentimento. O resto é "fraude".

Sempre que o ser humano "centralizar" sua vida ao redor de suas propriedades privadas e viver atrás de um muro de aparências, diminui a solidariedade entre as pessoas.

Cidadania e ética também dependem de amor.

A adolescência mudou de roupa, mas a essência ainda é a mesma. Por isso, a música dos Beatles sensibiliza tanto os jovens.

Melodias e letras ainda trazem lágrimas aos olhos deles porque até hoje batem honestamente no coração.

As canções da banda poderiam, então, criar um canal direto de comunicação com o jovem/adolescente sobre suas carências, dúvidas e experiências.

---

[2] FALKENSTEIN, R. e ZEIS, J. "Quarteto com uma diferença", in BAUR, M. e BAUR, S. *Os Beatles e a filosofia*. São Paulo: Madras, 2007.

Aí surgiu a ideia de desenvolver uma palestra-show sobre adolescência, tendo como fio condutor as composições dessa banda de rock, com o objetivo de unir pais e filhos, professores e alunos.

A boa aceitação da palestra deu origem a este livro, que segue o formato de minhas obras anteriores. Por meio da arte e da criatividade, procura estimular reflexões. No caso, sobre essa fase da vida em que são criados os alicerces para conduzir na idade adulta questões essenciais como ética e cidadania, relações afetivas e profissionais.

Para isso, apliquei o que aprendi com meus filhos e a experiência adquirida na prática médica e psicossocial com adolescentes "escolarizados", em geral das classes média e média alta e, portanto, em condições de se mobilizarem com os temas abordados. Sim, porque para aderir a um projeto de psicologia ou mesmo de saúde física é necessário um mínimo de alimentação, afeto e cultura. Daí a importância da escolaridade.

Espero que esta abordagem pautada por "valores" que ultrapassam a informação técnica facilite uma compreensão mais humana das relações e o diálogo com o jovem.

Mas, antes de prosseguir, aviso que é preciso abortar o discurso de que a juventude não tem os valores que as gerações anteriores tinham.

Que os jovens não sabem o que querem só porque mudam de uma faculdade para outra ou resolvem fazer dois cursos ao mesmo tempo.

Que não amam porque vivem aos beijinhos nas baladas.

Em vários aspectos os jovens atuais não são como seus pais e não há muita chance de que venham a ser.

Se você – não importa a idade – quer compreender o mundo atual, não olhe para ele com valores arcaicos.

Lutar cegamente baseado em velhos estereótipos não ajudará nenhuma geração a ter paz e evoluir.

Olhe ao redor com curiosidade. Assim você descobrirá os sucessos e os fracassos, as decepções e as gratificações do mundo novo.

... E há meio século

Diz um velho marinheiro que certa noite três estrelas brilharam ao mesmo tempo na imensidão do céu de Liverpool, uma cidade portuária da Inglaterra, onde atracavam navios de todas as partes do mundo.

Naquela noite do ano de 1958, as três estrelas apontaram sua luz para o piso superior de um ônibus. Ali, no último banco, três meninos dedilhavam no violão acordes de ritmo e poesia.

Magia!!! Ficção!!!

Não importam as explicações. O fato é que no encontro entre John Lennon, Paul McCartney e George Harrison nasceu uma amizade pura e desinteressada, própria da inocência dos 14, 15 anos.

Eram tempos difíceis. Para quem entrou na adolescência nos anos posteriores à Segunda Guerra Mundial, o futuro era mais incerto e o mercado de trabalho abria poucas oportunidades para os sonhos. Na Inglaterra, assim como em outros países europeus, a economia estava voltada para a reconstrução das cidades devastadas pelos bombardeios.

Mas naquela noite em que o prateado da lua iluminava timidamente os navios que partiam, levando jovens marinheiros em busca de novas terras, trabalho e, por que não, a paixão de uma mulher, algo de especial aconteceu.

Aquela amizade adolescente deu origem a uma revolução sem armas, carregada de lirismo e paixão.

As composições musicais daquele grupo e o carisma de muitos anos de amizade, talento, criatividade, determinação e trabalho marcaram o coração de milhões de

---

Adolescente de 15 anos de idade, John Lennon montou em 1956, com instrumentos precários, sua primeira banda. Era um típico conjunto de escola, que ganhou o nome de Quarry Men (Trabalhadores da Pedreira), derivado de "Quarry Bank", que era o ginásio em que os garotos estudavam. No ano seguinte, Paul McCartney (quase dois anos mais novo que John) veio assistir a uma apresentação da banda na quermesse da paróquia local. Foi levado por um amigo comum, que sabia da paixão tanto de John quanto de Paul pelo rock'n'roll – estilo de música nascente que ouviam, num som cheio de ruídos de estática, pelas ondas curtas do rádio. Depois da apresentação, Paul, que tinha levado o violão, tocou algumas músicas e deixou John impressionado: o garoto tocava melhor ▶

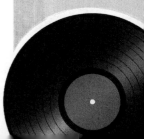

do que ele! Paul foi imediatamente convidado a entrar na banda. Pouco tempo depois, levou com ele outro amigo, George Harrison, que tomava o mesmo ônibus que Paul para a escola onde ambos estudavam. George era ainda mais novo (tinha nove meses menos que Paul), e tocava ainda melhor do que ele! Os dois foram um verdadeiro achado para John, que acabou tirando quase todos os outros colegas da banda para formar com Paul e George o núcleo dos Beatles. Nessa época, Ringo (que era um pouco mais velho do que John) tocava bateria em outra banda de Liverpool, Rory Storm and The Hurricanes (Rory Storm e Os Furacões), mais jazzística e profissional, e só viria a ser convidado a juntar-se aos Beatles mais tarde, em 1962.

pessoas. Contribuíram para emocionar, alegrar, trazendo paz e esperança de um mundo melhor.

Talvez seja isso o que definimos como espiritualidade: quando uma "Criação" alcança os quatro cantos do mundo, sensibilizando as pessoas, independentemente de raça, cultura, religião ou nível econômico e social.

A música que brotou da alma daqueles rapazes da Liverpool, tocando diretamente a alma do mundo, talvez possa explicar a invisível e marcante presença na ausência física.

Espiritualidade! Linguagem universal!

Então a história provou que uma turma de adolescentes não se junta apenas para jogar bola, encher a cara, usar droga ou criar problemas (botar fogo em índio, pichar muros, agredir homossexuais etc.). Não promove somente vandalismo e violência como nos mostra a mídia hoje.

Juventude também constrói beleza, poesia, arte e cultura.

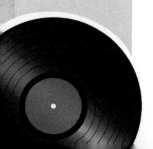

Here Comes The Sun

Here comes the sun, here comes the sun,
And I say it's all right.

Little darling, it's been a long cold, lonely winter.
Little darling, it feels like years since it's been here,
Here comes the sun, here comes the sun
And I say it's all right.

Little darling, the smiles returning to their faces.
Little darling, it seems like years since it's been here.
Here comes the sun, here comes the sun
And I say it's all right.

Sun, sun, sun, here it comes (5 vezes)

Little darling, I feel that ice is slowly melting.
Little darling, it seems like years since it's been clear.
Here comes the sun, here comes the sun
And I say it's all right.

Here comes the sun, here comes the sun.
It's all right, it's all right.

E... NÖSSOS FILHOS CANTAM AS MESMAS CANÇÕES

GOOD ONLY
Sat. Afternoon
SEPT'BR 11
1954

BOX SEAT $1.50

15 BOX

SEAT

15 BOX

HEY JUDE

Hey, Jude, don't make it bad,
Take a sad song and make it better,
Remember, to let her into your heart,
Then you can start to make it better.

Hey, Jude, don't be afraid,
You were made to go out and get her,
The minute you let her under your skin,
Then you begin to make it better.

And anytime you feel the pain,
Hey, Jude, refrain,
Don't carry the world upon your shoulders.
For well you know that it's a fool,
Who plays it cool,
By making his world a little colder.
Na na na na na... na na na na...

Hey, Jude, don't let me down,
You have found her, now go and get her,
Remember (hey, Jude) to let her into your heart,
Then you can start to make it better

So let it out and let it in
Hey, Jude, begin,
You're waiting for someone to perform with.
And don't you know that it's just you.
Hey, Jude, you'll do,
The movement you need is on your shoulder.
Na na na na na... na na na na...

Hey, Jude, don't make it bad,
Take a sad song and make it better,
Remember to let her under your skin,
Then you'll begin to make it better
(better, better, better, better, better!).

CAPÍTULO 1

O Pré-Adolescente:
O corpo e o mundo, ilustres desconhecidos

Hey, Jude, don't make it bad,
Take a sad song and make it better,
Remember to let her into your heart,
Then you can start to make it better.
Hey, Jude, don't be afraid...

HEY JUDE (Lennon/McCartney)[3]

Muitos livros falam da adolescência, e centenas foram escritos a respeito dos Beatles. Gostaria de não repetir informações muito conhecidas, por isso vou destacar apenas o que me parece mais prático e relevante.

A adolescência, como a conhecemos hoje, é um conceito recente. Antes do século XIX ela não era reconhecida como etapa do desenvolvimento, nem como categoria social. A partir de então ela surgiu como fruto dos avanços científicos e transformações psicológicas, educacionais e socioculturais ocorridos naquele período.

O conceito está intimamente ligado à constituição da família nuclear moderna (pai, mãe e filhos), à expansão das escolas para as diversas classes sociais e ao prolongamento da idade escolar.

A Organização Mundial da Saúde (OMS) estabelece como adolescência o período situado entre 10 e 19 anos; já para o Estatuto da Criança e do Adolescente brasileiro, a fase vai dos 12 aos 18 anos.

---

[3] JOHN LENNON; PAUL MCCARTNEY. "Hey Jude", compacto simples. The Beatles. Apple, 1968.

Na prática, porém, essa idade já avançou até os 23-25 anos. Hoje uma boa formação profissional requer mais cursos, estágios e, obviamente, mais tempo.

Estudos divulgados recentemente estão ajudando a traçar o perfil dessa geração. De acordo com pesquisa do Datafolha apresentada em julho de 2008, há no Brasil 35 milhões de jovens entre 16 e 25 anos, o que representa 19% da população brasileira. O principal sonho dos 1.541 entrevistados nessa enquete é a realização profissional, com a independência financeira. Família, saúde, trabalho e estudo são seus principais valores.

Resultado semelhante foi encontrado no levantamento da Unesco, divulgado quase na mesma época, que envolveu cerca de 10 mil jovens brasileiros entre 15 e 29 anos: sua maior preocupação é deslanchar na carreira. O estudo mostrou, ainda, que eles valorizam o suporte familiar e têm uma atuação política menos partidária e mais social, envolvendo-se, sobretudo, na defesa do meio ambiente.

Além de conhecer os interesses dos jovens, é importante entender as mudanças que acontecem nesta fase da vida.

Inundação hormonal

A pré-adolescência é marcada pela entrada em cena dos hormônios sexuais, provocando grande transformação no corpo infantil. Em apenas três anos o adolescente se vê 30 kg mais pesado e até 50 cm mais alto.

O curioso é que ele não está diante de uma versão aumentada do corpo infantil, mas de uma imagem desproporcional, que não corresponde ao antigo reflexo no espelho. O cérebro deve então proceder a um ajuste.

A percepção da imagem corporal difere entre os sexos: no feminino, a insatisfação com o corpo aumenta com o passar do tempo; já no masculino ocorre o inverso.

A necessidade de individualizar o corpo com tatuagens e *piercings* é alimentada pelo sentimento da "vaidade".

Hormônios em ação disparam o dispositivo biológico em direção a seus alvos. Resultado: ocorre crescimento dos ossos, aumento da massa muscular e início da função reprodutora.

A canalização da energia para os genitais inaugura um novo modelo de relacionar (equacionar) amor e desejo dentro dos limites da realidade.

O imenso processo de remodelagem pelo qual passa o cérebro, bem como suas estruturas e funções, repercute também no comportamento.

A dinâmica mental (processo de funcionamento do cérebro) vai da onipotência (sensação de poder absoluto) à percepção da realidade, passando pelo pensamento mágico (sensação de que "nada vai me pegar").

Nesse trajeto os adolescentes estão sujeitos a derrapadas que variam conforme o sexo (gênero).

Os games mentais da adolescência são descritos poeticamente na canção "João e Maria", composta por Chico Buarque. Vou utilizar trechos dela para explicar esse processo mental.

Agora eu era o herói e o meu cavalo só falava inglês...
era o rei e também juiz...

É um belo exemplo da onipotência do adolescente. O termo se refere ao sentimento de que "sabe tudo e pode tudo", ou à ação decorrente desse sentimento, que pode ter consequências na vida do jovem.

Essa sensação deriva da inundação hormonal de testosterona no menino e do estrogênio na menina. Mas as ações correspondentes variam conforme o efeito específico de cada hormônio.

A agressividade e a força física se destacam no Superman, enquanto o poder de sedução se sobressai na Mulher Maravilha.

Eu enfrentava os batalhões, os alemães e seus canhões...

O trecho expressa a ambivalência na luta contra figuras de autoridade: pais, professores, médicos, policiais.

Na tentativa de ser imbatível é importante desenvolver músculos, e aí já se apresenta uma "solução mágica": o anabolizante, a primeira droga que parece resolver a idealização da imagem do corpo perfeito.

Na aparência, os jovens "bombados" demonstram a disposição dos gladiadores romanos, mas poucos têm a identidade sexual integrada.

Judô, jiu-jítsu, *tae kwon do*, caratê, boxe. Todas essas experiências são válidas na busca da segurança, do amparo e da identidade.

Seja distribuindo porradas nas academias ou beijos nas baladas, a finalidade é a mesma: a busca da paz nos jogos mentais.

Guardava meu bodoque e ensaiava o rock...

Deixar um brinquedo e empunhar uma guitarra simboliza a infância ficando para trás e o anúncio de atitudes novas.

Todas essas ações desviam um pouco o foco da perda do já conhecido e o medo do novo, o desconhecido.

No tempo da maldade a gente nem tinha nascido...
você era a princesa que eu fiz coroar...

O mundo bem que poderia ser sem maldade.

O verso revela uma tentativa saudável de lidar com a nova fase, porém recai na fantasia.

A princesa é a donzela delicada, nobre, protegida pela lei.

Nada atinge o adolescente na imaginação.

Era tão linda de se admirar, que andava nua pelo meu país.

Sem maldade, a nudez nunca será castigada e sim admirada.

No reino encantado não existe violência, nem estupro.

Agora era fatal que o faz de conta terminasse assim.

A realidade inevitavelmente aparece. Nos jogos mentais, o conflito e a ansiedade tomam conta, por isso é preciso se fortalecer.

Para lá deste quintal era uma noite que não tem mais fim.

A criança e o seu pensamento fantástico não aceitam muito bem as realidades a serem enfrentadas pelos jovens. É natural que o mundo pareça hostil.

O próprio corpo vive um esforço de adaptação. Sob influência dos hormônios sexuais, ele se transforma drasticamente em um período de mais ou menos oito anos.

A menstruação chega cada vez mais cedo e os pais de boa porcentagem das meninas ainda não sabem orientá-las; portanto, não contribuem para a compreensão e a aceitação do sangramento cíclico.

Neste início de adolescência apenas a minoria das jovens apresenta ciclo regular e confortável. A maior parte delas tem problemas como irregularidades de frequência e volume menstrual, cólicas, inchaços e alterações de humor.

Nos meninos, a altura, os músculos e o tamanho do pênis geram sofrimento semelhante.

Dos 10 aos 23 anos tudo no seu corpo vai mudar: a expressão dos olhos, o desenho do rosto, o formato do corpo.

E tudo pode acontecer.

O patinho feio da infância às vezes se transforma em um cisne charmoso, elegante e carismático.

E o principezinho maravilhoso pode virar um sapo desengonçado.

As gozações geram apelidos, alguns bem-humorados, outros agressivos.

Como a autoestima está se estruturando, a insegurança é grande e muitos somatizam seus sentimentos sob a forma de dores e fobias.

O pré-adolescente: o corpo e o mundo, ilustres desconhecidos

Expostos ao contexto social em que a mídia valoriza neuroticamente a estética e as agências de publicidade focam suas vendas na garotada bonita, o que se instala é um terrorismo estético com sequelas que podem comprometer a saúde psíquica, física e comportamental desses jovens.

Motivos semelhantes levam as garotas a apresentar a anorexia e a bulimia nervosas, dois palavrões médicos que podem ser traduzidos como distúrbios psicológicos que interferem na alimentação adequada.

Não é de se estranhar, portanto, que na pesquisa do Datafolha apenas 59% dos jovens se declararam muito satisfeitos em relação ao seu corpo e 42% das garotas manifestaram o desejo de fazer cirurgia plástica.

Eventos extras, como separação do casal, perda de emprego do pai com limitações no orçamento familiar, doenças de parentes e outros desconfortos do contexto sociofamiliar, podem aumentar a insegurança, deixando-os vulneráveis a processos maníacos e obsessivos.

O desamparo é grande e muitos se isolam socialmente.

E agora o que a vida vai fazer de mim?

Todos nós, independentemente de classe social, enfrentamos esses obstáculos ao trocar a fantasia pela realidade. Experiência semelhante acontece na gravidez: após o parto o bebê real se contrapõe ao bebê até então idealizado.

O jovem bem cuidado e com saúde dispõe de recursos para iniciar um novo ciclo, assim como a gestante que vive uma relação estável e recebe bom acompanhamento médico.

Os pais de John se separaram quando ele ainda era muito criança, durante a Segunda Guerra Mundial. O pai, Alfred Lennon, resolveu realizar o sonho de levar a vida de lobo-do-mar: foi trabalhar como marinheiro e só voltou a procurar o filho quando este já era um beatle, no auge do sucesso. John deu-lhe algum dinheiro e o velho Freddie voltou aos oceanos do mundo, desta vez para não voltar quase nunca mais. Quanto à mãe, Julia Stanley, preferiu deixar John menino aos cuidados de uma de suas irmãs, Mary Elizabeth (que ficou conhecida como "tia Mimi"). John foi, portanto, criado pelos tios Mimi e George Smith, mas visitava frequentemente a mãe – que se casou novamente e a quem simplesmente adorava. Tia Mimi desestimulou o garoto de fazer carreira musical, com uma ▶

frase que ficou para a história: "Você nunca vai conseguir ganhar a vida com uma guitarra". No entanto, a mãe de John, Julia (a quem ele dedicou uma linda música, chamada também "Julia", no disco dos Beatles conhecido como "Álbum Branco"), gostava de tocar banjo e deu o maior estímulo ao filho para que seguisse a vida artística.

Embora, como já vimos, *Hey Jude* fosse uma composição de Paul, isso não impediu John de enriquecê-la com um belo achado, ao colocar na letra a frase "Don't carry the world upon your shoulder" ("Não carregue o mundo nas costas"). É o próprio Paul quem declara que John fez este verso, para preencher um trecho da letra em que ele estava sentindo mais dificuldade de encontrar uma boa frase.

A diferença é o tempo. Na adolescência são anos de adaptação, enquanto na gravidez tudo transcorre em apenas nove meses.

Pais amorosos e equilibrados facilitam este período do desenvolvimento. Não me refiro aos pais biológicos ou à presença física. Estou falando de adultos afetivos e dispostos a cuidar dos adolescentes.

No caso dos rapazes da banda, John Lennon foi abandonado pelo pai e, parcialmente, pela mãe aos 4 anos de idade. Porém, seus tios foram excelentes na vida afetiva e cultural do **sobrinho**.

Quando as figuras supridoras da integração afetiva são deficitárias, pode haver retraimento afetivo como defesa, além de comportamentos antissociais, pequenos furtos, violência, atos de vandalismo etc...

Essa energia também pode ser canalizada para a expressão criativa, na arte, no esporte, no estudo e no trabalho.

Assim, um acontecimento familiar como a separação dos pais pode interferir no desenvolvimento neurológico, corporal e psicológico do adolescente.

Paul McCartney, observando o olhar triste de Julian, filho de John e Cinthia, por ocasião da separação dos pais, fez uma linda canção que dizia mais ou menos assim:

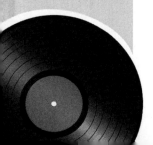

Ei, Julian, não fique mal, pegue esta canção (situação) triste e a faça melhor. Lembre-se de deixar que ela entre em seu coração. Então você pode começar a torná-la bacana.

Ei, Julian, não tenha medo. Você foi feito pra se dar bem.

E no momento que você senti-la (a canção) dentro de você, então começará a torná-la melhor.

E, sempre que vier a dor, segure a onda.

Não carregue o mundo nas costas...

Porque você sabe muito bem que é babaca quem banca o durão e torna o seu mundo um pouco mais frio.

Ei, Julian, não me decepcione.

Você já sacou, agora vá lá e pegue.

Lembre-se de colocá-la no seu coração. Então você pode começar a torná-la melhor.

Então, ponha pra fora e deixe entrar.

Você está esperando alguém para agir. Mas, brother, não sacou que é só você?

Você vai sacar: seu movimento está na sua cabeça...

Você está esperando alguém para agir.

Mas, brother, não sacou que é só você?

Você vai sacar: seu movimento está na sua cabeça...

STRAWBERRY FIELDS FOREVER

Let me take you down 'cause I'm going to
Strawberry Fields...
Nothing is real
And nothing to get hung about,
Strawberry Fields forever.

Living is easy with eyes closed
Misunderstanding all you see.
It's getting hard to be someone, but it all works out,
It doesn't matter much to me.

No one, I think, is in my tree,
I mean it must be high or low.
That is, you know you can't tune in, but it's alright
That is I think it's not too bad.

Always, no sometimes, I think it's me,
But you know I know when it's a dream.
I think I know I mean a "Yes", but it's all wrong.
That is I think I disagree.

Let me take you down 'cause I'm going to
Strawberry Fields...
Nothing is real
And nothing to get hung about
Strawberry Fields forever.
Strawberry Fields forever.
Strawberry Fields forever.

CAPÍTULO 2

... E nossos filhos cantam as mesmas canções

A Turma E Seus Ritos
(IDENTIDADE SOCIOCULTURAL)

Let me take you down 'cause I'm going to
Strawberry fields...
Nothing is real
And nothing to get hung about.
Strawberry fields forever.
Living is easy with eyes closed
Misunderstanding all you see.
It's getting hard to be someone, but it all works out,
It doesn't matter much to me.

STRAWBERRY FIELDS FOREVER (Lennon/McCartney)[4]

Nós, humanos, somos seres gregários. Segundo o dicionário *Aurélio*, isso significa que "fazemos parte de um rebanho" ou "vivemos em bando".

É natural nos aproximarmos de pessoas com ideias, valores e aspirações semelhantes aos nossos e com eles formarmos tribos.

Os boleiros, os hip-hops, os funkeiros, os skatistas, os roqueiros, os surfistas e os nerds são algumas das várias tribos que existem hoje.

Juntos, os integrantes delas tentam conseguir um caminho na floresta densa que é a sociedade com seus desafios.

---

[4] JOHN LENNON; PAUL MCCARTNEY. "Strawberry Fields Forever", do álbum *Magical Mystery Tour*. The Beatles. Capitol, 1967.

O encontro do adolescente com iguais regula e ameniza os desejos e as necessidades, além de propiciar o exercício das regras sociais.

Fora isso, esse convívio reatualiza as identificações. Nas formações coletivas (turma), ele busca suporte e apoio aos seus anseios íntimos e aos seus elementos simbólicos (valores) para moldar sua identidade.

Pela vulnerabilidade desse período, o adolescente é presa fácil das mensagens de sua comunidade. Assim, é passível de aderir à violência, ao modismo e ao consumismo.

Mas essa fase de crise também traz a possibilidade de mudança; logo, ele também pode ser um grande renovador dos costumes e crítico social.

Dois princípios e duas condições básicas orientam a turma.

Como princípios, o segredo e a lealdade.

O segredo para impedir a cobrança moral.

A lealdade para garantir a constância afetiva, isto é, substituir o amor incondicional da mãe pelo relacionamento com os amigos.

As condições básicas são:
- Estar fora do campo de interdições familiares.
- Que os parceiros não carreguem a marca da proibição.

No manual dos "brothers", isso significa que os "amigos" passam a prevalecer sobre a família.

Entre eles tudo é mais "maleável".

A expressão verbal "tem que" não existe.

Os planos podem mudar, sem críticas.

Apenas duas situações são inaceitáveis na turma: a traição e a inconfidência.

O novo foco da atração

À medida que o cérebro e o corpo vão se desenvolvendo, os jogos mentais tornam-se mais complexos.

Na infância, as imagens desses jogos são bem específicas e claras: mocinho contra bandido; a mãe é mãe e não mulher; o pai é pai e não homem.

Na adolescência, isso começa a mudar. O aumento constante do nível hormonal aciona a excitação sexual, que se integra aos jogos mentais e às fantasias.

Na jovem, o estrogênio sensibiliza o cérebro, direcionando comportamentos, olhares, movimentos e atitudes. Inconscientemente, a menina já pode usar a sedução como estratégia de "poder" para agradar o pai, que pode passar a ser visto como um homem interessante.

O menino, com altos níveis de testosterona, pode imaginar a mãe em sua fantasia. Vista até outro dia como uma santa protetora, a mãe pode aparecer sensualíssima em alguns devaneios do garoto.

O cenário se transforma de fraterno a sensual.

Simbolicamente, nos jogos mentais podem aparecer a mãe prostituta e o pai copulador.

Essa fantasia aparentemente ofensiva para a mãe e o pai habilita e dá legitimidade para uma saída honrosa e saudável, quando toda a energia da excitação é direcionada para um objeto sexual idealizado "fora" do núcleo familiar.

Mas tudo isso acontece nos jogos mentais sob tensão, conflito, angústias e medos. É como se, para entrar no novo ciclo de desenvolvimento, fosse primordial encerrar o anterior, isto é, fechar a infância, o passado, o ciclo básico.

De repente, a forma de pensar (elaborar as experiências) amadurece e o funcionamento dos jogos mentais evolui para outro nível.

Nesse contexto, a turma tem papel fundamental. Da mesma forma que não é possível imaginar um bebê sem a sua mãe, é impossível imaginar no início da adolescência um jovem sem a sua turma.

Ter um grupo de pares com muitos fatores comuns de identificação é uma necessidade básica deste período.

Como integrantes de uma mesma tribo, um ajuda o outro a se equilibrar, pois o desamparo ainda é grande.

O outro fundamento importante é o fator tempo.

A adolescência é o tempo ao qual as crianças almejam chegar, para o qual os adultos sonham voltar e do qual os adolescentes só querem sair.

Falar de adolescência é incluir como eixo fundamental o tempo limitado que implica uma série de desafios e deveres específicos.

Um adolescente é neurológica e qualitativamente "diferente" de uma criança e de um adulto.

Para nós, homens, esse tempo é único: estamos nos livrando da tirania da mãe e ainda não estamos sob controle da esposa.

Dois caminhos

Da mesma forma que um relacionamento de casal, uma relação a três, quatro ou oito não é neutra.

No que diz respeito ao casal, ou o(a) parceiro(parceira) põe o outro para cima ou põe para baixo. Nunca há neutralidade.

Na turma é semelhante: o grupo formado pelo adolescente pode realizar as melhores coisas ou as piores.

Por exemplo, se pudéssemos dar um valor à inteligência e à estupidez, vamos avaliá-las com um "2".

Muito bem: se forem agregados três sujeitos medianamente inteligentes, eles terão a inteligência 6.

Com a estupidez a soma não funciona assim. Enquanto a inteligência, o talento e a competência humana têm limites, a estupidez não tem. Ela cresce exponencialmente.

A soma de três estúpidos com valor 2 não é 6, mas 8.

Quer dizer, um grupo de quatro ou cinco amigos inconsequentes potencializa a estupidez de cada um muito mais de que sua inteligência ou bom senso.

A partir de uma turma de dez, é mais provável haver alguém para discordar da boçalidade ambiente.

Não porque entre dez haja necessariamente um sábio ou um herói, mas porque nesse grupo quem se opõe a uma estupidez conta com a possibilidade de encontrar outro para se opor a ela junto com ele.

Porém isso nem sempre acontece quando o grupo se torna uma multidão.

Atentos a esse fato, alguns estados americanos autorizaram jovens de 16 anos a dirigir automóvel, desde que haja um adulto no carro. Pouco importa se esse adulto tem carteira de habilitação. O problema não é a perícia ao volante do acompanhante, mas a descoberta do fato estatístico de que três ou quatro jovens em um carro representam perigo para eles mesmos e para os outros.

Por isso muitos pais torcem para que seu(sua) filho(a) encontre uma(um) namorada(o) e passe a ficar mais tempo com ela(ele) do que com a turma.

Pois a turma é prima próxima da gangue, que é parente próximo da quadrilha.

Mas, que fique bem claro: o grupo não produz canalhas, nem estúpidos. O grupo "revela" o canalha.

Embora o contrário seja menos comum, também é uma realidade. Quatro rapazes com talento, inteligência, competência, criatividade e vontade de trabalhar pelo seu sonho e pela sua paixão podem gerar projetos e obras maravilhosos. Os Beatles são prova disso.

Minha praia para sempre

Em geral, a turma de jovens tem um lugar especial de reunião onde "adulto não entra". Pode ser uma esquina, garagem, casa vazia, um terreno etc.

A turma e seus ritos (identidade sociocultural)

Minha turma do bairro tinha um "local sagrado" em que nos reuníamos diariamente dos 14 aos 18 anos. Era o nosso refúgio. Ali fazíamos uma "terapia de grupo", um ajudando o outro a construir uma identidade.

Nesse local é comum o grupo bolar planos mirabolantes e um tentar convencer o outro a usar maconha ou outra droga qualquer.

Esses "rituais" muitas vezes contribuem para anestesiar dores, sedar inseguranças, medos e dificuldades tão inerentes a uma etapa em que buscamos um caminho, um porto seguro, uma saída para a timidez.

As amizades são afetos importantes.

O amigo não é aquele que acaba com sua solidão, mas o que ajuda a suportá-la.

A solidão da solidariedade e a solidariedade da solidão.

O amigo é quem impede você de enlouquecer; quem não demonstra sua guerra, nem sua paz, simplesmente compartilha sua presença.

John Lennon e sua turma se reuniam em um casarão abandonado, "um antigo orfanato, lar de meninos do exército da salvação".

O casarão era cercado de um jardim com grandes árvores e muitas flores.

Os rapazes pulavam o velho portão de ferro enferrujado pelo tempo e uau... encontravam o paraíso. O lugar!!!! Sua praia!!!

Na música "Strawberry Fields Forever", John Lennon relembra os **amigos** da turma e narra o esforço adolescente para sair do pensamento mágico e cair na realidade.

Strawberry Field (sem o "s" final) era o nome de um abrigo de órfãos do Exército de Salvação em Liverpool, instalado numa antiga mansão vitoriana. O casarão fica dentro de um parque, perto da entrada, e era para lá que John gostava de ir, quando adolescente, com os companheiros dos Quarry Men. Quando se sentia triste e desolado, também ia para lá, sozinho: "Era fácil pular o muro", como disse Paul. E a tia Mimi se recordava até da influência musical que esse lugar exerceu, ainda na infância, sobre o sobrinho: "Havia alguma coisa naquele lugar que sempre fascinou John. De casa, ele via o parque da janela do quarto, e adorava ir à festa que faziam lá todo ano. Ele escutava a banda do Exército de Salvação e já começava a me puxar, pedindo para irmos logo senão íamos chegar atrasados".

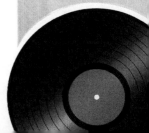

Deixem-me levá-los à realidade (terra – chão).

Está ficando difícil ser alguém

(porque criar uma existência autêntica é difícil).

Nada é real, não há com que se preocupar

(a vida civilizada é constituída basicamente de ilusões).

Viver é fácil com os olhos fechados [como robôs].

Ficamos confusos muitas vezes.

"Sempre, não às vezes, penso que sou eu, mas você sabe que eu sei quando é um sonho."

"Penso que sei que quero dizer 'sim', mas tudo está errado. Quer dizer, eu acho que não concordo."

[...] Eu os convido a uma reflexão.

Deixem-me levá-los à realidade.

Porque estou indo para a minha praia.

Nada é real.

A sensação de sentir-se apoiado, a magia da amizade, o sentimento de solidariedade, as mil gargalhadas, a alegria e a tristeza das descobertas, o compartilhamento do novo, do sucesso e dos fracassos, tudo isso é lembrado.

A força para seguir em frente os sonhos sonhados juntos provoca um imenso prazer e satisfação. Por isso o refrão repete: Strawberry Fields "Forever".

Ou seja, "quero minha praia para sempre".

Mas se for cantada por um adulto pode ser entendida como: "Que saudade da minha praia".

Nowhere Man

He's a real Nowhere Man,
Sitting in his Nowhere Land,
Making all his nowhere plans for nobody.
Doesn't have a point of view,
Knows not where he's going to,
Isn't he a bit like you and me?

Nowhere Man, please listen,
You don't know what you're missing,
Nowhere Man, the world is at your command.

He's as blind as he can be,
Just sees what he wants to see,
Nowhere Man, can you see me at all?
Nowhere Man, don't worry,
Take your time, don't hurry,
Leave it all 'till somebody else lends you a hand.

Doesn't have a point of view,
Knows not where he's going to,
Isn't he a bit like you and me?
Nowhere Man, please listen,
You don't know what you're missing,
Nowhere Man, the world is at your command

He's a real Nowhere Man,
Sitting in his Nowhere Land,
Making all his nowhere plans for nobody.
Making all his nowhere plans for nobody.
Making all his nowhere plans for nobody.

CAPÍTULO 3

Escolha Difícil
(IDENTIDADE PROFISSIONAL)

He's a real Nowhere Man,
Sitting in his Nowhere Land,
Making all his nowhere plans for nobody.
Doesn't have a point of view,
Knows not where he's going to,
Isn't he a bit like you and me?

Nowhere Man, please listen,
You don't know what you're missing,
Nowhere Man, the world is at your command.

NOWHERE MAN (Lennon/McCartney)[5]

Um "ideal" de vida começa a ser esboçado dentro da nossa mente e/ou do nosso coração durante a adolescência.

Minha geração foi privilegiada em relação à escolha da profissão. Por quê?

Eram poucas as opções.

Se há no supermercado três tipos de xampu, a escolha de um deles o leva a perder os outros dois. Mas se você encontra na gôndola 25 marcas diferentes fica mais difícil, demorado e angustiante optar por um apenas.

---

[5] JOHN LENNON; PAUL MCCARTNEY. "Nowhere Man", do álbum *Rubber Soul*. The Beatles. Parlophone, 1965.

Numa festa com dezenas de garotas lindas escolher uma é perder: deixar de estar com várias deusas que poderiam ser muito interessantes.

Tanto na profissão quanto na companhia amorosa as escolhas ficaram mais angustiantes hoje.

Mas ainda existe a paixão à primeira vista e o dom de cada um.

Aos 14 anos, enquanto assistia a um filme, John Lennon vibrou com o som, o ritmo e o carisma de um rapaz que cantava palavras românticas ao violão, fazendo gestos sensuais, requebrando-se de forma diferente.

Naquele momento Lennon pensou: *"This is a good job!!!!!"* ("Esse é um ótimo trabalho!") – disse em uma entrevista anos depois.

O rapaz da cena se chamava Elvis Presley...

Nosso dom é genético.

A ele devem se integrar nosso sonho e nossos ideais racionais para a construção de um projeto de vida.

Assim, o jovem deve começar a procurar "sua opção" olhando para dentro dele e não no painel de profissões.

Mesmo porque os adultos de nosso país têm deixado a desejar na hora de compor um cardápio de opções variado para oferecer ao jovem.

De forma geral, em nosso Brasil colonizado que adora imitar os ideais americanos, estrutura-se apenas um sonho: o de "ganhar dinheiro".

A falta de organização social (cidadania) e os déficits na área de educação, bem como a carência de orientação, têm deixado os jovens órfãos de projetos que facilitem o encontro do "dom" individual.

O adolescente (incluindo o tardio) não sabe o que fazer, nem se o que poderia "desejar fazer" tem algum valor para a sociedade.

... E nossos filhos cantam as mesmas canções

Por outro lado, predomina no Brasil (e também em outros países onde a cidadania é artigo raro) o hedonismo, a valorização excessiva do prazer individual como se fosse o evento mais importante da vida. Sentimentos altruístas nem sempre são estimulados.

Todos os dias o jovem brasileiro é exposto à mensagem de que só se dá bem (se salva) quem não tem escrúpulos.

Quando nossos dirigentes dão exemplo de que a corrupção acaba em impunidade e o povo elege novamente os mesmos corruptos, fica difícil encontrar referências de bom caráter e de cidadania.

Em nível psicológico, esses exemplos cotidianos funcionam como um ataque aos códigos e valores sociais, gerando "culpa", raiva e indignação.

Os jovens são deixados à mercê de reprovações inconscientes muito mais profundas e cruéis, portanto autodestrutivas, que os desorientam, inibem e podem paralisar sua energia.

Não raramente os pais os induzem a seguir o mesmo caminho trilhado por eles. É o caso do advogado que faz de tudo para o filho escolher a mesma profissão que ele. A indução ocorre por meio de sinais subliminares, mensagens claras ou nas entrelinhas, influenciando o adolescente a se afastar do próprio dom e a sentir culpa ou desconforto ao admitir outras possibilidades. É mais um fator que atropela a decisão pessoal.

Como se não bastasse, a obsessão da sociedade atual por permanecer jovem joga contra o imprescindível (e saudável!) conflito de gerações.

Se o ideal hoje é permanecer na "eterna adolescência", resta a pergunta: contra que modelo adulto o jovem poderá se confrontar? O que ele encontra são adultos infantilizados que muitas vezes desvalorizam a referência da maturidade e da responsabilidade; portanto, não demonstram o valor, a satisfação, o prazer e as vantagens de envelhecer.

Para muitos jovens de nossa época "o pai idealizado" e seus representantes (professores e líderes comunitários) se apresentam como figuras muito debilitadas, quase grotescas, permanentemente questionadas, que pedem ou até suplicam que os escutem.

O questionamento é fruto da discordância entre sua fala e seus atos. A posição ética do adulto foi desmascarada e o jovem é atingido pela realidade, "vive o seu ideal ou se submete à hipocrisia".

Priorizar a vocação

Fazer universidade, o que estudar e em que trabalhar são temas de muita importância na adolescência.

Podemos dizer que não há êxito ao sair desta etapa se não for realizada uma escolha vocacional e profissional que proporcione algum tipo de satisfação.

A saída com êxito depende de sublimar, desconcentrar e desestimular o foco trabalho = dinheiro.

A supervalorização do aspecto monetário, efeito do capitalismo selvagem em que vivemos, pode paralisar a vocação de um jovem.

O trabalho estabelece compromisso não só operacional, mas também corporal.

Nesse sentido, é fundamental que a conotação bíblica de trabalho como castigo e sacrifício corporal seja substituída pela ideia do prazer "em fazer".

De acordo com a narrativa do Gênesis, a mordida da maçã selou o destino humano.

Adão foi condenado e expulso do paraíso.

Castigo divino: "Ganhará o pão com o suor de seu trabalho".

Existe um exército de Adões trabalhando por este mundo com muito esforço e sacrifício.

> Ao contrário da maior parte dos artistas de sucesso, os Beatles procuravam soar como uma banda totalmente diferente a cada novo disco, se possível a cada nova faixa. Para isso, usavam instrumentos musicais de todos os tipos, efeitos sonoros originais, vocais variados, mas sempre procurando fazer tudo com o máximo de qualidade e com o maior efeito estético possível. Ao cantar, chegavam a tentar soar como se fossem outras pessoas além deles próprios nas músicas. No álbum *Revolver*, em especial, Paul canta cada música com um timbre distinto, soando como vários cantores diferentes.

Mas não tem que ser assim.

Trabalhar é:
- desenvolver aptidões;
- aperfeiçoar dons;
- ampliar as afinidades;
- adquirir habilidades;
- ganhar cultura;
- melhorar a autoestima;
- aumentar o círculo de amizades.

Assim o trabalho acaba se transformando na atividade mais consistente e estável da vida.

Portanto, fonte de gratificação e realização pessoal. Essa é a razão de procurarmos um trabalho que possibilite desenvolvimento pessoal.

O trabalho é o único acontecimento existencial que pode concorrer com o amor.

Até porque é uma tendência natural nos apegarmos às práticas que nos gratifiquem: elas de alguma forma atenuam nossas dores e desamores.

Daí a importância de estimular a criatividade, uma vez que a sua possibilidade é infinita.

Os rapazes da banda sempre encararam o desafio de fazer cada disco (na época, compactos e LPs; hoje, CDs) com características diferentes do **anterior**.

George Martin, o produtor musical que os acompanhou, sempre foi enfático e preciso ao salientar a potencialidade criativa das composições.

A história também conta que os rapazes gostavam de diversificar nos arranjos, no uso de instrumentos, sempre em busca de novos sons.

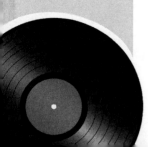

O sucesso inicial não solidificou posições.

A banda expôs sua insegurança na música "Nowhere Man".

A letra fala de um jovem (Zé Ninguém) que não se sente confortável em lugar algum. Está perdido, sem ponto de vista definido e sem lugar para onde ir. Sente-se cego em algumas situações. E aí vem a pergunta: *Ele não é um pouco como você e eu?*

Mas, em vez de um final melancólico, a canção desabafa no otimismo e na esperança ao declarar:

O comando é só seu. Não se preocupe, não tenha pressa, não corra, que o mundo está à sua disposição.

You've Got To Hide Your Love Away

Here I stand with head in hand,
Turn my face to the wall.
If she's gone I can't go on,
Feeling two foot small.

Everywhere people stare,
Each and every day.
I can see them laugh at me,
And I hear them say.

Hey, you've got to hide your love away.
Hey, you've got to hide your love away.

How can I even try?
I can never win,
Hearing them, seeing them,
In the state I'm in.

How could she say to me
"Love will find a way?"
Gather 'round all you clowns
Let me hear you say.

Hey, you've got to hide your love away.
Hey, you've got to hide your love away.

CAPÍTULO 4

DESEJOS ESCONDIDOS
(IDENTIDADE SEXUAL)

Here I stand with head in hand
Turn my face to the wall.
If she's gone I can't go on,
Feeling two foot small.

YOU'VE GOT TO HIDE YOUR LOVE AWAY (Lennon/McCartney)[6]

Se já é difícil driblar as expectativas dos pais em relação à profissão, imaginem quando se trata da escolha sexual.

Isso acontece porque em geral os pais projetam seus sonhos nos filhos. E a partir daí colocam neles grandes expectativas. Sentimentos tão fortes que às vezes viram exigências. O "não corresponder" pode gerar reações infantis e até agressivas em muitas famílias.

Quantas vezes presenciei como obstetra as reações de pais de recém-nascidos expressando estas expectativas:

– Olha o tamanho do saco do machinho! Vai pegar todas as gatinhas da cidade.

– Olha que linda a minha princesa! Namorados só com *pedigree* e muito respeito.

As mensagens não se referem apenas à sexualidade. Elas são mais amplas e podem ser traduzidas por:

---

[6] JOHN LENNON; PAUL MCCARTNEY. "You've Got to Hide Your Love Away", do álbum *Help!* The Beatles. Parlophone, 1965.

Desejos escondidos (identidade sexual)

– Meu filho, tire 10 em matemática, faça gol no futebol, que eu vou te amar.

– Minha filha, seja boazinha. Vista-se discretamente, nada de saias curtas e decotes, pois você está ficando mocinha, que assim eu vou te amar.

Desse modo estruturam-se códigos que levam, quase sempre, o jovem rapaz a construir a autoestima ou o amor-próprio principalmente focado no seu desempenho.

E a mocinha passa a vida atuando como uma atriz. Vive através de uma imagem, segue um roteiro que não escreveu, submete-se a um terrorismo estético cruel para conseguir um pouco de afeto.

Resumindo, para o menino o recado é: "Eu amo você desde que tenha um ótimo desempenho no que eu quero". Para a menina: "Eu amo você desde que tenha a imagem que eu acho importante na sociedade".

Só que a mensagem deveria ser apenas: "Eu amo você".

Esses conteúdos interferem na visão que o jovem tem de si próprio.

A identidade pessoal começa a ser construída na frente do espelho. Os jovens passam muito tempo inspecionando o próprio corpo.

Um motivo forte para focalizar sua imagem corporal é o fato de ainda não terem um senso claro da sua identidade como "pessoa".

Então o corpo e suas necessidades despertam imensa curiosidade. A secreção vaginal, a ereção do pênis e tudo o que diz respeito à área genital criam embaraço e preocupação.

Fora isso, o jovem encontra dificuldade para coordenar seu pensamento e suas sensações. Como integrar fantasia e resposta física?

Experiência ou definição final?

Da mesma forma que a escolha da identidade profissional, a busca da identidade sexual pode ser repleta de conflitos e gerar insegurança.

Entre a busca e a conquista dela, muita confusão pode acontecer.

A energia antagônica do conflito às vezes se manifesta no comportamento sob a forma de agressividade. A mídia mostra periodicamente grupos de jovens agredindo homossexuais.

O que dificulta as experiências de "busca" de identidade sexual são expectativas muito rígidas que caracterizam culturas inflexíveis.

A propósito, há um belo filme que trata deste assunto. *Billy Elliot*, do diretor Stephen Daldry (2000), conta a história de um menino de 11 anos que sonhava ser bailarino, em vez de lutar boxe como desejava seu pai, um mineiro de carvão de uma pacata cidade do norte da Inglaterra nos anos 80. O filme expõe a luta do menino contra o preconceito.

Quando um rapaz prefere a dança ou a garota gosta de chutar bola isso não significa direcionamento na identidade sexual ou traços de homossexualidade.

Um garoto de 16 anos que nunca teve namorada nem fez comentário sobre a mulher da capa da *Playboy* não é suspeito em relação à homossexualidade. Da mesma forma que meninas que andam de mãos dadas ou penteiam o cabelo uma da outra não são lésbicas em potencial.

Gestos, brinquedos ou fantasias homossexuais no início da adolescência (dos 11 aos 15 anos) não indicam necessariamente uma orientação determinada.

Mesmo porque alguns sentimentos sexuais não estão orientados a uma pessoa em particular. O hormônio masculino é tão potente que muitos adolescentes se satisfazem com animais e objetos.

A orientação sexual se refere ao sexo da pessoa ou ao estímulo que exercita erótica ou afetivamente em direção a outra pessoa, independentemente do sexo a que pertence. É um componente fundamental para a personalidade e se define por identidade e comportamento sexual.

Heterossexualidade, homossexualidade ou bissexualidade são três expressões da orientação sexual.

Durante seu desenvolvimento, os jovens decidirão sobre quem realmente os atrai. Assim, a formação da identidade sexual é um processo longo que se faz dentro de um sistema de valores; logo, está ligada ao fato de sentir-se confortável no decorrer de várias experiências.

Até a identificação final, o jovem passa por processos parciais de identificação, nas baladas, nos namoros, no escurinho do cinema.

Isso significa que sua filha beijar uma amiga em uma situação excepcional – uma festa, por exemplo – nem sempre sinaliza "identidade homossexual". Pode ser uma "experiência homossexual situacional".

A definição da orientação sexual muitas vezes se estende além da própria adolescência. Alguns indivíduos esperam décadas para revelar sua identidade homossexual. Outros, por questões culturais e rígidos códigos morais, jamais saem do armário.

A influência do contexto

A tradição ocidental judaico-cristã defende a heterossexualidade como norma para os casais humanos e mantém uma atitude de intolerância em relação à homossexualidade.

No Brasil, a herança patriarcal desembocou em uma cultura homofóbica (que reprime a homossexualidade) capaz de ultrapassar classe social e nível cultural e educativo.

No livro *A cabeça do brasileiro*[7], o sociólogo Alberto Almeida mostra que, ao pesquisar a aprovação das escolhas sexuais, mesmo no indivíduo escolarizado, prevalecem fortes preconceitos baseados justamente em concepções religiosas.

---

[7] ALMEIDA, A. *A cabeça do brasileiro*. Record: Rio de Janeiro, 2007.

Quando o estudo aborda corrupção, tortura policial, nepotismo (empregar parentes em cargos públicos), censura da imprensa pelo governo e propinas (presentear funcionários públicos com o propósito de ganhar concorrências), existe uma grande diferença numérica entre os escolarizados (segundo grau e universidade) e os analfabetos ou pouco escolarizados, demonstrando claramente que cidadania e desenvolvimento dependem diretamente do grau de instrução.

Porém, quando o foco é a homossexualidade, a diferença de opinião é estupidamente menor. Ou seja, mesmo as pessoas cultas têm preconceito em relação à opção sexual.

Já quando os pais são mais liberais a pesquisa revela claramente o temor quanto à discriminação.

O que determina a orientação sexual

Nenhuma pesquisa foi capaz de provar que a genética explica a homossexualidade ou a escolha sexual. É mais provável que ela resulte da interação de vários fatores individuais e ambientais.

Mas a biologia pode contribuir para elucidar algumas questões.

O estudo de grupos de primatas mostrou que ocorre uma queda no índice de reprodução ao viverem em um habitat com limitados recursos para a sobrevivência da espécie.

Esclarecendo melhor: a socialização de grupos de primatas superiores se faz por hierarquia, com machos e fêmeas dominantes. Essa dominância se organiza segundo a teoria da seleção natural, de Darwin.

Os machos mais fortes e inteligentes, com maior capacidade de conseguir alimento, afastar inimigos e manter limpo o território para evitar doenças, terão mais fêmeas saudáveis a seu dispor. As crias, frutos desses contatos, bem alimentadas e protegidas, terão mais liberdade para explorar o ambiente e desenvolver mais seus músculos e seu cérebro, gerando indivíduos mais capazes na geração seguinte.

Por sua vez, os machos menos dominantes não se reproduzirão, e suas atividades sexuais não resultarão em cópula com fêmeas férteis, mas com outros machos do grupo. Essa atividade é prazerosa e lúdica, porém não aumenta o grupo e preserva a segurança da espécie.

Logo, do ponto de vista biológico, atividades homossexuais e bissexuais são naturais.

Socioculturalmente cogita-se a existência de profissões típicas de homossexuais: bailarino, cabeleireiro, estilista etc. É uma demonstração nítida do preconceito que se estabeleceu no decorrer do tempo.

Alguns estereótipos também circulam nos meios psicanalíticos. Por exemplo, filhos de pai omisso e mãe dominadora ou filhas de pai violento e autoritário e mãe infantil teriam maior propensão à homossexualidade. Ou, ainda, famílias com seis filhas e um único filho homem poderiam desencadear o bissexualismo e/ou o homossexualismo. Eu não acredito nessas hipóteses e os meios científicos jamais puderam prová-las.

Apesar de pesquisas modernas feitas por tomografia computadorizada revelarem que o cérebro de pessoas homossexuais se assemelha mais ao cérebro de indivíduos do sexo oposto do que ao de heterossexuais do mesmo sexo, eu ainda diria que não cabe só à ciência explicar o direcionamento do desejo sexual das pessoas.

A diversidade do desejo

O que se pode afirmar com segurança é que a sexualidade se expressa por múltiplos e variados caminhos.

O desejo sexual toma diferentes formas.

A atração sexual diz respeito a essas ações do desejo e sua expressão.

Acredito na enorme flexibilidade da dupla "genética-criação". A natureza por si só não é capaz de determinar seu destino.

Nosso instinto é meio de borracha: vai para onde a vida puxar.

É bem diferente do sapo. Entra século, sai século e o sapo ainda age e se comporta como sapo.

O homem é mais flexível. Orientações sexuais podem mudar ao longo da vida.

Nestes 32 anos de atendimento a mulheres e casais, lidando diariamente com sexualidade e reprodução, intimidade humana, tanto do corpo quanto das emoções, formatei opiniões que não se apoiam em preconceitos moralistas, muito menos no liberalismo prafrentex.

Aprendi que sempre que não se entende algo é mais fácil criticar, discriminar, isolar, afastar e classificar como homossexual, doente, bêbado, louco etc.

Mas, se formos analisar, sob o aspecto reprodutivo o homossexual não difere do padre ou da freira que abraça o celibato.

A sociedade continua arrogante, cruel, moralista e hipócrita. Sua cegueira é crônica e não consegue contemplar e reverenciar a complexidade do humano em nós.

Quem sabe um dia, em vez de sairmos rotulando os outros de virtuosos ou desnaturados, teremos alcançado as supremas virtudes da humildade e da compreensão. Nesse dia não haverá discriminações.

Afirmação guerreira

Até os anos 60 os homossexuais eram submetidos a terríveis tratamentos, de choque elétrico a transplante de testículos.

Homem e mulher escondiam a sua homossexualidade ou só a exerciam em estreita clandestinidade ou, ainda, reprimiam de tal forma seu desejo que viviam como se fossem assexuados.

Era o tio solteirão, aquele diplomata muito culto e solitário, o professor da escola que vivia sozinho, aquele primo que mesmo sem ser muito religioso acabava virando padre. Eram tempos difíceis para a natural expressão e vivência do sexo.

Os que se apresentavam tinham tanta culpa que se obrigavam a se transformar numa caricatura de mulher no caso dos homens homossexuais – não me lembro de ter conhecido mulheres homossexuais na época.

Seus gestos afeminados denunciavam a alma de garanhão invertido. Só pensavam em sexo, sem qualquer pudor ou discrição. Eram a materialização da Pombajira de calças.

A atitude é compreensível. Faz parte da psicologia dos perseguidos: ou sucumbir à perseguição ou se revoltar energicamente contra ela.

Eles optaram pela segunda via: uma afirmação guerreira acintosamente afeminada (e não feminina).

Naqueles tempos, quando conhecia um homossexual assumido eu me perguntava: que "força estranha" é essa que faz a pessoa preferir esse difícil caminho, enfrentando dezenas de obstáculos e preconceitos?

Em muitos moralistas notei a tendência de enaltecer o que seu julgamento considera verdade e condenar o que representa algum grau de tentação. Quanto mais tentador for um comportamento indesejado pela sociedade, tanto mais ela arregaçará as mangas para formar a mais fantástica rede de intrigas e desvalorização humana.

A história já mostrou isso quando uma tropa de psicopatas caçava gente como se fossem animais selvagens. Com um manual debaixo dos braços, os inquisidores julgavam, esfolavam vivos, decepavam membros e queimavam na fogueira.

A Igreja vitimou milhões de pessoas, principalmente mulheres.

Eu poderia afirmar: "Diga-me o que você condena na sexualidade e eu lhe direi o que você teme desejar".

Do orgulho à serenidade

Muita coisa mudou após os "anos 60". A cultura gay se instaurou com força política, financeira e cultural, apoiada nos laços de solidariedade recíproca.

Primeiro surgiu o "orgulho gay", ainda como afirmação guerreira. Depois, veio a "serenidade gay", com mais segurança e menos necessidade de afirmação.

Em grandes centros, como Nova York e São Paulo, já se respeita mais a diversidade cultural, religiosa e sexual. Há menos hipocrisia e mais transparência na busca da realização afetiva e sexual.

Em cidades menores ainda se paga o preço do patrulhamento ideológico.

Muitos anos ainda vão se passar até que a humanidade se torne verdadeiramente humana.

Diante de tantos preconceitos e estereótipos é comum o temor de revelar a identidade sexual.

Até hoje, quando o jovem aceita a sua homossexualidade tem grandes dificuldades de contá-la aos pais. É difícil admitir e expressar tais desejos porque geram críticas, reações adversas, marginalização. Eles escondem seus sentimentos para não serem discriminados.

Muitos adolescentes homossexuais acabam desenvolvendo uma cultura homofóbica, e isso não lhes permite viver a sexualidade saudável.

Às vezes se isolam, outras fingem ou informam de maneira indireta sua orientação (por meio de roupas, acessórios etc.). A maioria aguarda o momento adequado para sair do armário.

Brian Epstein, o empresário que descobriu os Beatles e acreditou no talento da banda, era homossexual e tinha dificuldade de expor abertamente sua orientação sexual.

Algumas vezes tentou se aproximar dos rapazes buscando algum contato íntimo, porém os quatro eram héteros convictos e gostavam mesmo das gatinhas que os assediavam em todo lugar.

Desejos escondidos (identidade sexual)

Corriam boatos de que Brian nutria uma paixão por John Lennon, mas não era correspondido.

Em 1965, John compôs uma canção sobre a dificuldade do homossexual em revelar sua identidade.

Pensando em Brian, que era amado pelo grupo como um pai ou grande amigo, John cita um rapaz preocupado com o olhar desconfiado das pessoas, zombando e caçoando com seus sorrisos. E insiste no refrão: *Hey you've got to hide your love away* ("Ei, você teve que esconder seu amor").

> Brian Epstein se tornou grande amigo dos Beatles, mas sempre procurou manter a relação com eles num âmbito mais estritamente profissional. Embora tivesse grande admiração, provavelmente até física, pelos quatro rapazes, nunca chegou a propor envolvimento sexual direto com nenhum deles. O mais próximo que chegou disso foi quando convidou John a tirar férias com ele no ensolarado sul da Espanha, logo no início da carreira dos Beatles. John já era casado com Cynthia Powell, mas foi mesmo assim. Anos mais tarde, Lennon diria que achava que Epstein estava apaixonado por ele, mas que nada aconteceu durante a viagem: Brian foi sempre um companheiro de férias divertido, mas não fez nada que conduzisse a uma situação constrangedora – nem John fez nada que o encorajasse a isso além de ser, ele também, um engraçado amigo de horas vagas.

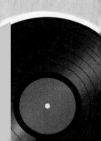

HELP!

Help! I need somebody.
Help! Not just anybody.
Help! You know, I need someone.
Help!

When I was younger, so much younger than today,
I never needed anybody's help in any way,
But now these days are gone and I'm not so self-assured,
Now I find I've changed my mind and opened up the doors.

Help me if you can, I'm feeling down,
And I do appreciate you being around,
Help me get my feet back on the ground,
Won't you please, please help me?

And now my life has changed in oh, so many ways,
My independence seems to vanish in the haze,
But every now and then I feel so insecure,
I know that I just need you like I've never done before.

When I was younger, so much younger than today,
I never needed anybody's help in any way,
But now these days are gone, I'm not so self-assured,
Now I find I've changed my mind and opened up the doors.

Help me if you can, I'm feeling down,
And I do appreciate you being around,
Help me get my feet back on the ground,
Won't you please, please help me?
Help me. Help me.

CAPÍTULO 5

... E nossos filhos cantam as mesmas canções

A DESCOBERTA DA SEXUALIDADE

Help! I need somebody.
Help! Not just anybody.
Help! You know, I need someone.
Help!

HELP! (Lennon/McCartney)[8]

Bem-aventurados aqueles que estão de bem com a sua autoimagem (como me vejo) e a sua autoestima (como me sinto).

Pois sexualidade vai muito além da penetração do pênis na vagina durante o coito.

Sexualidade é toda energia gerada no corpo e direcionada para atividades corporais, psíquicas e comportamentais.

Assim, quando você traça um objetivo e parte ao encontro dele cheio de entusiasmo é sinal de que sua sexualidade está saudável.

No esporte, no trabalho, no estudo, na dança, em qualquer atividade que desperta paixão, essa energia biológica é mobilizada, então se esbanja sexualidade.

O prazer não é obtido apenas por meio da penetração. Um gol aos 46 minutos do segundo tempo, uma dança expressiva, além de carinhos e beijos nos locais mais sensíveis do corpo, podem gerar orgasmos cósmicos.

---

[8] JOHN LENNON; PAUL MCCARTNEY. "Help!", do álbum *Help!* The Beatles. Parlophone, 1965.

Já o sexo é mais específico. Refere-se ao coito. Trata-se, portanto, de um departamento da sexualidade. Diz respeito aos estímulos que desencadeiam a preparação dos genitais para a relação sexual.

Da mesma forma que o estômago precisa ser preparado para fazer uma boa digestão e absorver os nutrientes dos alimentos, o pênis e a vagina precisam ser preparados para a função da cópula.

Estas duas funções: alimentar-se (sobreviver) e reproduzir-se (garantir a vida da espécie), estão ligadas aos nossos dois instintos básicos, a autopreservação (pessoal) e a preservação da espécie (*Homo sapiens*).

Os hormônios agem nas duas funções. E também os nossos sentidos (a visão, o olfato, a audição, o tato), além da imaginação (fantasia), são acionados nesta hora.

Por isso um "cheiro" pode nos fazer salivar na boca ou na vagina. Uma fantasia, também.

Ou seja, o "sexo" abrange uma parte da sexualidade relacionada ao corpo sensorial e ao corpo físico.

As ações do corpo físico (buscar alimento ou sexo) advêm de uma necessidade básica, estimulada por um desequilíbrio químico do organismo. Quando a ação é finalizada, o equilíbrio se restabelece.

Um exemplo é a fome do bebê e a amamentação. A boca é o ponto inicial em que o movimento de chupar o bico do seio da mãe traz equilíbrio à mente como resultado de uma alteração química no cérebro que é traduzida por "prazer".

Por isso o beijo na boca também pode ser o início do sexo. Dá prazer e pode desencadear a preparação dos genitais para a relação sexual.

Além dos aspectos biológicos, a sexualidade envolve ainda fatos de ordem psicológica: acasalamento, relação, vínculo, comunicação e afeto, que estão diretamente ligados ao desenvolvimento humano.

Também é preciso considerar seus componentes sociais: agregar, agrupar, formar rebanhos que possam se ajudar mutuamente na construção da família, clubes de lazer, equipes de trabalho etc.

... E nossos filhos cantam as mesmas canções

Desse modo, o exercício da sexualidade é fundamental, não apenas para o indivíduo, mas também para a sua comunidade.

Numa visão mais microscópica da fisiologia do sexo, podemos afirmar que se exercitar sexualmente é fazer funcionar a engrenagem geral do corpo e da mente.

Se você não acionar seu motor, essa energia vai girar em falso e pode fundir seu veículo. Essa energia tem que ser usada.

Sexo deprime, inibe, relaxa, apaga.

Sexo equilibra e desequilibra.

Sexo faz brilhar a vida na excitação e faz aceitar a morte no orgasmo.

Sexo é descobrimento, é mistério.

Sexo é *surprise*, é programação.

Sexo é saúde, é doença.

Sexo é natureza, é cultura.

Sexo é encantamento, é aversão.

Sexo é paixão, é ódio.

Tempos diferentes

A preparação para a relação sexual pode "ter tempos" diferentes no garanhão e na gatinha.

Muitas vezes ele está em ereção máxima e ela nem entrou no clima.

Fatores psicológicos e culturais podem interferir nessa hora.

Por exemplo, a preocupação com desempenho entre os manos e o terrorismo estético nas aspirantes a modelo.

Infelizmente grande parte intelectualiza o sexo.

E o sexo só caminha bem em quem está "decapitado".

Do contrário liga em cima, desliga embaixo.

E aí no jovem a ejaculação acontece em segundos. E as gatinhas têm grande dificuldade para chegar ao orgasmo.

É aquela preocupação com olimpíada sexual dos machos (que os leva a usar anabolizantes e Viagra aos 18 anos) e a fissura da celulite nas fêmeas. Com o corpo exposto, neste Brasil tropical de sol, praia e natureza, reina a ditadura da fita métrica.

É o sexo "jiu-jítsu" nos *brothers* e o sexo "São Paulo Fashion Week" nas femeazinhas.

Sexo é entrega. Ficou na intenção, dançou. O parceiro fica desfocado e cai na fossa do aplauso.

Por isso, bela jovem, não se preocupe se na hora agá gemer em ré sustenido, ou então o orgasmo pode se esconder em algum porão.

Sexo é sintonia.

Antes de estabelecer parceria, é preciso ter autoconhecimento, ou seja, desenvolver o autoerotismo.

Por isso, quando iniciamos a viagem da fantasia sexual é mais saudável que seja na carreira solo.

Letra e música

Dizem que masturbação faz crescer pelo nas mãos. Se assim fosse, o mundo masculino nunca se masturbou, porque a grande maioria dos homens tem a mão careca!

A exploração do corpo na busca de conhecer os pontos sensacionais mais importantes é o melhor caminho para se relacionar com a parceira no futuro.

Numa imagem musical, nós podemos dizer que o corpo do homem é um violão e o da mulher, um piano.

Fazer um dó maior no violão é diferente de tocar o mesmo acorde no piano, porém o efeito sonoro é quase idêntico.

Isso significa que é importante que garotos e garotas conheçam bem o seu instrumento para poder compor uma música juntos.

Ela pode fazer a música; ele, a letra.

A energia androgênica (testosterona) e a intuição estrogênica (estradiol) são complementares.

É mais fácil compor em dupla depois que já se tem a experiência da carreira solo.

Mas cuidado com a atuação e o excesso de preocupação com a performance, porque o risco é cair na carreira subsolo, ou seja, alimentar a ansiedade e despencar na depressão.

A primeira vez

Toda ação nova e diferente requer coragem.

Por isso muitas pessoas relutam em iniciar a vida sexual, casar e ter filhos.

Tanto para os garanhões quanto para as mulheres "maravilha" a experiência inicial pode facilitar ou dificultar a vida sexual futura.

Nos garotos o maior medo é não ter bom desempenho; nelas, é ser julgadas levianas ou pouco inspiradoras do desejo do seu "muso".

Para a garota, vários outros elementos podem gerar medo, ansiedade, inibição, dificultando a "entrega". Por exemplo, um lugar tenso, com possibilidade de ser surpreendido por alguém, como no carro ou no quarto do namorado, não é a melhor escolha. O ambiente deve ser relaxante.

Um dos maiores medos da menina na primeira relação sexual é de que o rompimento do hímen provoque dor e sangramento.

Na verdade, como essa membrana é muito fina, dificilmente isso acontece.

O que causa dor é o medo. Ele faz a mulher contrair os músculos a ponto de impedir qualquer passagem pela vagina.

A famosa hemorragia também não costuma ocorrer, apenas um leve sangramento. A menos que a vagina fique rígida demais.

Não custa repetir: é necessário conhecer bem o corpo, suas necessidades, seus tabus e seu movimento. Isso ajudará a ter uma relação sexual tranquila e prazerosa, mesmo sendo a primeira vez.

A idealização também atrapalha. Em geral, a garota vê o namorado

A descoberta da sexualidade

como alguém muito experiente, um ídolo, quase um deus – quando, na verdade, ele pode não passar de um menino assustado.

Os ídolos foram feitos para serem admirados a distância. Essa visão dificulta a intimidade e a formação de vínculos.

Aliviaria muito a ansiedade da adolescente saber que seu parceiro talvez esteja tão apavorado quanto ela.

A preocupação em relação ao comportamento do namorado também prejudica: muitas temem ser abandonadas depois de perder a virgindade e ainda acham que nenhum homem as aceitará desse jeito.

Algumas fantasiam que desse momento em diante vão dormir com todo mundo.

A mulher não pode ser avaliada apenas pelo hímen.

Felizmente, na sociedade atual, ela está sendo valorizada pelo todo, a pessoa que é.

No entanto, em alguns países "desenvolvidos", o velho tabu ainda persiste. No Japão atual, 80% dos homens exigem uma noiva virgem. Ali são restaurados cerca de 40 mil himens por ano, numa cirurgia conhecida como "hímen renascido".

Os esclarecimentos de um médico também diminuem a angústia e o medo do adolescente, sobretudo porque ajudam a afastar o fantasma da gravidez, por meio de anticoncepcionais eficientes: pílula, camisinha, injeção mensal.

Assim é possível exercitar a sexualidade sem efeitos colaterais.

Uma das mais contundentes composições da dupla Lennon e McCartney, "Help!", retrata o momento em que o jovem se vê perdido, inseguro, desamparado, deprimido, precisando de ajuda como nunca antes. O mesmo apelo é repetido várias vezes: **Por favor, me ajude.**

Esse foi o período de sua vida que o próprio Lennon chamou de fase "Fat John" ("John Gordo"). Abandonado pelo pai na infância, órfão da mãe no fim da adolescência, tendo se casado cedo por haver engravidado a namorada Cynthia, e enfrentando agora todas as obrigações e os prazeres originados do auge do sucesso dos Beatles, John estava sujeito a intercalar fases de euforia e de depressão. Os títulos de algumas de suas músicas são bastante reveladores: "I'm a Loser" ("Sou um perdedor"), "I'm so Tired" ("Estou cansado demais") e, principalmente "Help!" – isso sem falar na letra de música do "Álbum Branco" que diz: "Sinto-me tão suicida, chego até a detestar o meu rock'n'roll" (na faixa "Yer Blues").

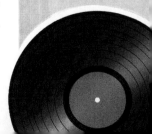

SOMETHING

Something in the way she moves,
Attracts me like no other lover.
Something in the way she woos me,
I don't want to leave her now,
You know I believe and how.

Somewhere in her smile she knows
That I don't need no other lover.
Something in her style that shows me,
I don't want to leave her now,
You know I believe and how.

You're asking me will my love grow
I don't know, I don't know.
You stick around now it may show
I don't know, I don't know.

Something in the way she knows
And all I have to do is think of her.
Something in the things she shows me,
I don't want to leave her now
You know I believe and how.

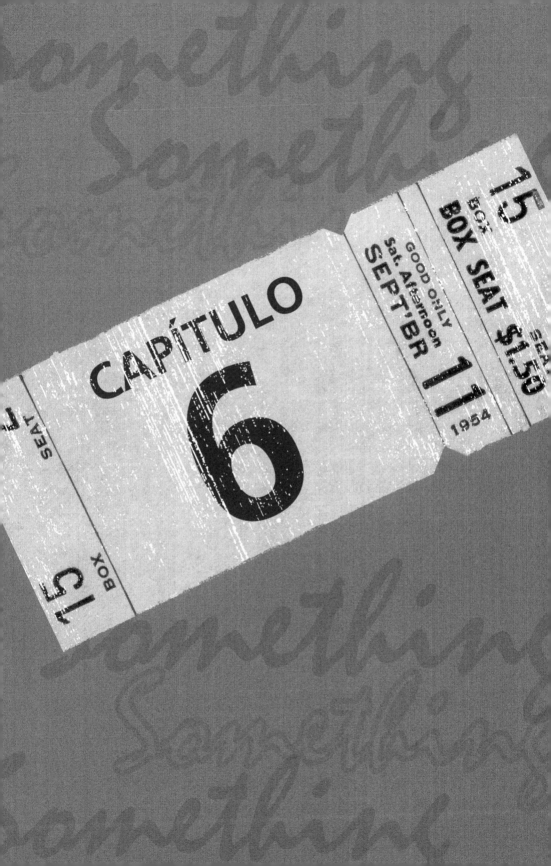

SOB O DOMÍNIO DA PAIXÃO

Something in the way she moves,
Attracts me like no other lover.
Something in the way she woos me,
I don't want to leave her now,
You know I believe and how.

SOMETHING (George Harrison)[9]

O ideal do amor adolescente aspira ao infinito.

O jovem se alimenta vivendo paixões sucessivas e intensas.

O amor é a cavalaria chegando para tapar os buracos, ou seja, tem função utilitária. Favorece pactos inconscientes.

No refúgio do amor, o jovem se embriaga com a imagem de "completude" que permite a nostalgia de um "encontro idílico" com a mãe, o amor da primeira infância.

A profundidade da paixão é diretamente proporcional ao luto pela perda e se reforça com as proibições.

Os sinais corporais são evidentes.

Coração batendo no ritmo alucinado de 200 pulsações por minuto.

Pulmão abocanhando oxigênio a vinte aspiradas por minuto.

Olhos brilhando com a intensidade de 10 mil volts.

Músculos tensos e trêmulos.

Suor e arrepio na pele.

Hormônios bombeando energia.

Cérebro plantando sonhos.

---

[9] GEORGE HARRISON. "Something", do álbum *Abbey Road*. The Beatles. Apple, 1969.

A emoção está no pico de atividade.

O diagnóstico é paixão.

O quadro descrito também remete à reação de defesa acionada ao enfrentar situações de estresse.

Todas essas mudanças são deflagradas pela química do amor. Apesar de cientistas e poetas terem diferenças irreconciliáveis, agora compartilham um termo comum para se referir ao mais nobre dos sentimentos.

A química do amor já não é mais uma metáfora.

A Ciência está começando a desvendar a natureza do amor nas suas variadas manifestações (amor filial, maternal, fraternal, sexual, religioso e romântico) e do seu primo luxurioso que é o sexo.

Por que nos apaixonamos

Quando os olhos vislumbram uma imagem que inexplicavelmente dá liga?

A beleza não está sempre em jogo aos olhos do "consumidor".

Como regra geral, os homens preferem as mulheres jovens porque sinalizam a fertilidade. Já as mulheres preferem os homens maduros porque transmitem segurança.

Algumas pesquisas sugerem que a escolha de nossa cara-metade também depende de fatores biológicos adequados aos nossos genes e à nossa "imunidade".

É uma tese interessante, se levarmos em conta que casais vivendo bem têm mais resistência a doenças. A imunidade cai durante as crises e, sobretudo, na separação.

Pesquisas atuais também indicam que homens e mulheres bem casados são mais saudáveis e vivem mais do que os solteiros e solitários.

Outra característica biológica que talvez pese na escolha do parceiro é o "odor". Ele nos permite, conscientemente ou não, distinguir características muito íntimas do outro. Um exemplo clássico é o bonitão com mau hálito.

O que é, então, o amor? Uma droga ou uma doença?

John dizia que, quando menino e adolescente, se sentia sozinho na escola – apesar da turma fiel de amigos que formou. Ele achava que os outros não conseguiam entender sua inteligência e sua sensibilidade. Mais tarde, declarou que, apesar de tudo de mal que se falou – e se fala ainda – de Yoko, foi nela que encontrou alguém igual, aquela pessoa que sentia o mundo como ele, que compartilhava mais plenamente com ele todas as coisas, a que melhor absorvia sua aparentemente infinita inquietude.

Alguns sintomas da paixão se parecem integralmente com os "transtornos obsessivos". Ideias fixas quase impossíveis de tirar da cabeça.

A paixão é, então, um "estado de graça ou de desgraça"?

Pensando no casal John Lennon e Yoko Ono. Aos olhos dos outros sua relação era obsessiva como um vício.

Após a morte de Lennon, os outros Beatles contaram que entre eles havia um pacto. Durante as gravações nos estúdios, quando o processo de criação das músicas se organizava e finalizava, só os quatro e o pessoal técnico estariam presentes.

John quebrou o pacto ao colocar sua amada Yoko no estúdio. E a oriental palpitava o tempo todo nas gravações. Afirma-se que a separação da banda teve início nesse episódio.

A relação John-Yoko era tão simbioticamente compulsiva que só a moderna neuroquímica explicaria tamanha **obsessão**.

O cérebro de quem ama

Foram realizadas pesquisas com estudantes apaixonados há seis meses enquanto observavam imagens dos amados. A ressonância magnética apontou diferenças na ativação cerebral romântica: enquanto o homem tende a ter mais atividade nas áreas sexuais, a mulher concentra a atividade nas áreas emocionais.

O exame de imagem localizou outras modificações importantes que acontecem em ambos os sexos. Quando uma pessoa se apaixona há um aumento nos níveis de dopamina, neurotransmissor liberado quando o indivíduo se envolve em atividades novas e envolventes, sendo responsável pelas sensações de prazer.

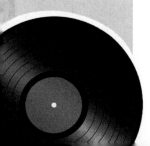

A dopamina integra os mecanismos de gratificação e recompensa existentes no cérebro, fazendo querer mais e mais. Esses mecanismos evoluíram para ajudar o ser humano a buscar situações prazerosas que são também vitais como se alimentar e se reproduzir.

Paralelamente, os apaixonados apresentaram baixos níveis de serotonina, que participa do controle do humor, do sono e da ansiedade, exatamente o que acontece nos "transtornos obsessivos compulsivos".

De acordo com essas evidências, considerar a paixão um vício (o termo técnico é adição) talvez não esteja longe da verdade.

Tanto o amor quanto a luxúria ativam o sistema de recompensa, da mesma forma como ocorre com certos vícios. E é justamente isso que "impede" os viciados (toxicomaníacos) de deixarem as drogas.

O amor, porém, é mais forte do que qualquer vício.

Isso explica por que certos casais vivem se maltratando, mas não se separam.

Durante o estado de paixão, o aumento do nível de dopamina, entre outras ações, provoca uma diminuição da atividade de áreas cerebrais relacionadas ao medo e à desconfiança.

Quer dizer, o amor não é cego. O amor nos cega.

Áreas do cérebro que são fundamentais para a discriminação e o pensamento crítico também são inibidas sob efeito da paixão. Isso vale para o amor romântico e, principalmente, para o amor "materno".

Tente convencer uma mãe de que sua filha não é a mais bela e maravilhosa do mundo.

Chico Buarque descreve essa cegueira materna na música "O meu guri", em que uma mãe fala com orgulho do filho criado no morro, dos "presentes" que ele oferece a ela, e demonstra preocupação com assaltos, sem compreender a origem suspeita dos tais presentes.

O amor materno e o amor romântico inibem zonas repressoras e ativam zonas de euforia.

Estar apaixonado é um pouco como comer ou desejar chocolate para quem ama o mais famoso derivado do cacau.

Que atire a primeira pedra quem consegue parar de comer um bom chocolate.

Do amor à luxúria só existem duas substâncias a mais, a testosterona e a oxitocina. A primeira acorda o impulso sexual; a segunda estimula a vontade de se ligar a alguém.

No amor fraternal e maternal predomina a prolactina, associada à amamentação e ao estabelecimento de vínculos.

Seja como for, o quadro obsessivo é típico do estado inicial platônico do namoro, em especial os primeiros seis meses. Com o tempo – e o sexo ativo –, o nível de serotonina volta ao normal.

É isso mesmo: para tirar o "toc" (transtorno obsessivo compulsivo) nada melhor do que "sexo".

Êxtase e magia, combinação explosiva

O auge da energia vital e sexual coincide com o período em que nossas cabeças estão centradas em nós mesmos. Vivemos a onipotência juvenil. Apaixonamo-nos pela fantasia de que somos o "máximo".

Segundo o psiquiatra Içami Tiba, na onipotência juvenil:
- meninas nunca engravidam;
- drogas nunca viciam;
- acidentes de carros só rolam com os "nerds";
- para passar de ano é só dar uma lidinha na matéria na véspera da prova;
- o futuro é já.

O amor em um período tão mágico e cheio de desamparo tende para a identificação ou fusão total.

Na mente e no coração imaturo, a fusão pela paixão funciona como se as pessoas se dissolvessem umas nas outras. Essa sensação fantástica nos conduziria da individualidade carente à continuidade homeostática da morte.

Sob o domínio da paixão

A realidade, porém, é que o êxtase romântico-erótico não dura para sempre. São nuvens passageiras que trazem calor, luz e ótimas "sombras", mas também tempestades e frio.

Na lírica e sofrida adolescência, a paixão, assim como a droga, confere ao jovem a ilusão de que pode encarar o isolamento decorrente da sensação de desamparo ainda tão presente nessa etapa do desenvolvimento.

Os namoros apaixonados são tão radicais quanto os esportes e as aventuras.

Será porque o amor é uma grande aventura cheia de mistérios, magia e pactos inconscientes, inexplicáveis atitudes e muito adrenalina como nos esportes radicais?

Como em tudo o que é radical, o domínio da paixão é o da "violação".

Sim, a essência desse processo relacional é a mais agressiva das violações: arranca a pessoa de "sua individualidade".

Muitas escolas e famílias são mestres nesses sequestros. A educação tradicional insiste em qualificar a individualidade.

Porém não se esqueça, ela é a nossa maior riqueza.

A melhor canção romântica dos Beatles foi escrita por George Harrison.

Em "Something", George reconhece a magia que o atrai em uma mulher. **Embora** não saiba o futuro, sente que o amor crescerá. É algo que somente sua amada revela para ele.

Talvez seja isso o amor. A cumplicidade que um tem de despertar no outro o seu melhor. Jamais mudar o ser amado.

Porque o amor não muda nada.

Apenas administra o que é.

E isso é sempre um mistério.

Goerge compôs "Something" em homenagem a sua mulher Patty Boyd, com quem era casado havia seis anos – desde as filmagens de *A Hard Day's Night*, primeira película com os Beatles e até hoje considerada uma obra-prima. Patty, que era modelo e atriz, fazia uma ponta no filme.

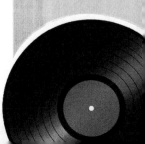

LADY MADONNA

Lady Madonna, children at your feet
Wonder how you manage to make ends meet.
Who finds the money when you pay the rent?
Did you think that money was heaven sent?

Friday night arrives without a suitcase.
Sunday morning creeping like a nun.
Monday's child has learned to tie his bootlace.
See how they'll run.

Lady Madonna, baby at your breast
Wonder how you manage to feed the rest.
Lady Madonna, lying in your bed
Listen to the music playing in your head.

Tuesday afternoon is never ending,
Wednesday morning papers didn't come.
Thursday night your stockings needed mending.
See how they'll run.

Lady Madonna, children at your feet
Wonder how you manage to make ends meet.

CAPÍTULO 7

GRAVIDEZ NA ADOLESCÊNCIA

Lady Madonna, children at your feet
Wonder how you manage to make ends meet.
Who finds the money when you pay the rent?
Did you think that money was heaven sent?

LADY MADONNA (Lennon/McCartney)[10]

De cada cinco crianças nascidas no país uma é filha de jovens entre 15 e 19 anos. Nos últimos 30 anos houve um aumento de 15% no número de adolescentes grávidas, segundo dados do IBGE.

Vários fatores contribuem para esse crescimento da gravidez precoce.

Com a melhora da saúde geral, a primeira menstruação passou a acontecer mais cedo no Brasil: por volta dos 11 anos. Em pouco tempo essas meninas passam a ovular e adquirem a possibilidade de engravidar.

Junte-se a isso a precocidade do início da vida sexual. O percentual de jovens que tem a primeira relação sexual antes dos 15 anos saltou de 11,5% para 32,6% entre 1996 e 2006, conforme a "Pesquisa Nacional de Demografia e Saúde", divulgada em julho de 2008.

Já o total de adolescentes com idades entre 15 e 19 anos que se declararam virgens caiu de 67,2% em 1996 para 44% dez anos depois.

A hipersexualização da cultura atual, estimulada pela mídia, favorece esse início precoce da sexualidade.

---

[10] JOHN LENNON; PAUL MCCARTNEY. "Lady Madonna", compacto simples. The Beatles. Apple, 1968.

Um estudo mais recente (divulgado em setembro de 2008) constatou que 25% dos 6.308 adolescentes matriculados em 270 escolas particulares do país tiveram a primeira relação sexual aos 14 anos.

Essa primeira vez já não é mais tão cercada de tabus como no passado. O acesso à informação diminui o medo da grande hemorragia e da grande dor que atemorizava as mulheres de outras gerações.

A jovem atual perde a virgindade não só com o namorado, mas até com amigos, para matar a curiosidade, ter uma experiência ou mostrar às amigas que já transou e foi tudo bem.

A masturbação, que no passado se iniciava pelas mãos dos namorados, hoje passa pela tecnologia dos "vibradores": mulheres curiosas com os "brinquedinhos" respondem por 90% do movimento das *sex shops* espalhadas pelas grandes cidades brasileiras.

O problema é que muitas jovens mal começam a exercer sua sexualidade e já se deparam com a gravidez. O número de meninas com menos de 18 anos grávidas no Brasil chega a 1 milhão.

Nem sempre isso decorre da falta de informação: 90% dos adolescentes conhecem os métodos anticoncepcionais, mas quase 80% não fazem uso deles na primeira relação, concluiu um estudo realizado com 378 mães adolescentes atendidas pelo Programa da Saúde da Mulher da Secretaria Estadual da Saúde de São Paulo.

Os labirintos da culpa

Para entender por que elas se arriscam, não usando contraceptivos, é fundamental lembrar os aspectos psicológicos em jogo nas adolescentes.

As religiões ainda associam o sexo fora do casamento ao pecado.

Nos jogos mentais, sempre que aparece o sentimento de culpa, a emoção pode prevalecer sobre a razão.

Assim, quando a experiência sexual é codificada em nossa cabeça como "algo errado", entramos na culpa. Imediatamente atrás da culpa vem a reparação, que na cultura católica se faz por meio do sofrimento.

"Parirás com dor" foi o castigo bíblico imposto a Eva e descendentes por ela ter comido a maçã proibida.

Desse modo, o sofrimento alivia a culpa.

Então, quando é necessário pagar a culpa o comportamento é de "risco". Por isso a jovem não se protege ou usa um método pouco eficiente.

Ao contrário, quando ela experimenta uma situação que é legitimada como natural e está consciente da responsabilidade de usufruir só os benefícios e não os efeitos colaterais (gravidez, doenças sexualmente transmissíveis etc.), a adolescente vai se cuidar utilizando um método seguro de contracepção.

Ao correr o risco de engravidar ou contrair alguma infecção, a jovem culpada transforma o que seria uma experiência prazerosa e madura em um sofrimento atroz.

Outro fator importante é o uso de álcool e drogas. Ambos podem interferir na capacidade de avaliar as situações e, em quantidades altas, causar inclusive "apagões da memória".

A nossa censura é solúvel em álcool.

Bebidas alcoólicas anestesiam o medo e a culpa.

Mesmo jovens escolarizados que recebem orientação adequada e não relacionam o sexo à culpa podem se descuidar quando estão alcoolizados.

Entre os de baixa escolaridade, a gravidez pode ser vista como uma perspectiva de futuro. Por isso, quanto menor a taxa de escolaridade, maior a incidência de gravidez na adolescência: nas meninas entre 15 e 18 anos com três anos de estudo os índices chegam a 34%. Nas que tiveram oportunidade de cursar escola entre nove e onze anos eles caem para 6%.

Quando o jovem estuda recebe mais informações e passa a ter outras perspectivas de vida. Escolhe uma profissão e começa a investir nela. Adquire mais autoestima e tende a planejar a vida.

Por isso, a meu ver a escolaridade baixa é o fator que mais pesa a favor da gravidez na adolescência.

Na ausência de outras possibilidades, a gravidez adolescente pode ser entendida como um símbolo fálico para o garoto, representando força e poder; e, para a menina, adquirir o significado de "ser mulher".

Ter um bebê ou ter um filho?

Desde 1982, quando eu atendia adolescentes carentes no ambulatório da Faculdade de Medicina do ABC, tive a consciência de que meninas adolescentes têm bebês e mulheres maduras têm filhos.

São processos completamente distintos.

Nos três níveis (biológico, psicológico e social), a gravidez prematura traz muitas dificuldades de adaptação à mulher moderna.

Alguém talvez argumente que nossas ancestrais pariam jovens. Mas eram tempos difíceis em que a mulher não tinha opções na vida comunitária. Seu único troféu social eram os filhos.

Sem antibióticos e sem vacinas, criados com a água de poço e esgoto precário, nem todos conseguiam sobreviver.

A medicina moderna derrubou as taxas de mortalidade infantil. As cidades melhoraram o saneamento básico. As crianças já não morrem de infecções.

A entrada no mercado de trabalho e a conquista da autonomia modificaram profundamente as expectativas das mulheres quanto à sua realização pessoal. Hoje muitas optam por ter filho único ou abrem mão da maternidade.

O compacto simples que tem como lado A a música "Lady Madonna" é apenas mais um atestado contundente da enorme versatilidade dos Beatles. Para quem não conheceu os compactos simples: principais responsáveis pelo sucesso de um músico ou de uma banda, eles eram discos de vinil com apenas duas músicas, uma de cada lado. Normalmente o lado B recebia algum refugo, enquanto o lado A trazia a música em que o artista colocava as esperanças de sucesso. Com os Beatles não era assim: preocupados em oferecer sempre o melhor, o lado B de seus compactos trazia sempre músicas tão boas (ou quase) como as do lado A — a tal ponto que eles inventaram os compactos com dois lados A: nesses casos, os discos traziam "lado A" escrito nas duas faces. Além disso, por respeito ao público, ao contrário dos artistas americanos, que colocavam nos LPs, para ajudar a vendê-los, os sucessos dos compactos, os Beatles só fizeram isso nas ▶

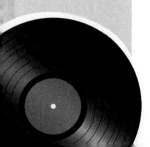

A rápida urbanização do país e o acesso a métodos contraceptivos são outros fatores determinantes para a queda na fecundidade.

As novelas de TV também ajudaram a modificar o perfil da família brasileira nos últimos 40 anos, ao retratar como mais realizadas e felizes as famílias com um ou dois filhos, como mostraram pesquisadores do Banco Interamericano de Desenvolvimento.

E assim a taxa de filhos por brasileira caiu de 6,3 em 1960 para 2 em 2006. Essa redução tem sido observada em todas as faixas etárias, menos na adolescência.

Para mudar esse quadro é fundamental informação: educação sexual nas escolas, nos meios de comunicação, na família.

Mas é preciso também melhorar o diálogo entre pais e filhos. Uma boa conversa dentro de casa diminui o índice de gravidez precoce.

Contraceptivos mais indicados

O uso da anticoncepção obedece ao mesmo contexto da gravidez. Quanto maior a escolaridade, maior a preocupação anticoncepcional.

Os métodos mais seguros hoje são os que bloqueiam a ovulação, ou seja, os métodos hormonais: pílula, injeção, anel, implante. Todos eles trazem doses baixas de hormônios, mas o suficiente para evitar a gestação.

Gravidez na adolescência

Além do efeito anticoncepcional, aliviam cólicas, acne, inchaços e distúrbios do humor, além de distúrbios relacionados ao ciclo menstrual. E, como diminuem a quantidade do sangramento, protegem a fertilidade da jovem contra a endometriose (quando o revestimento uterino aparece em locais inesperados como ovários, trompas etc.). Essa é uma das doenças decorrentes do número excessivo de menstruações da mulher moderna, que adia a gravidez para depois dos 28 anos de idade.

É importante usar também o preventivo (camisinha) para afastar o risco de doenças sexualmente transmissíveis.

E, se acontecer acordar após a balada e lembrar que transou sem proteção, a pílula do dia seguinte pode evitar os pesadelos de uma gravidez indesejada.

Os Beatles abordaram as dificuldades da maternidade precoce em uma de suas canções. "Lady Madonna" retrata uma adolescente de 18 anos com três filhos. E pergunta: *Jovem senhora, como você consegue lidar com tudo isso?*

poucas vezes em que as gravadoras não lhes deixaram alternativa. Eles achavam que o consumidor não tinha por que pagar duas vezes pelo mesmo material. No caso de "Lady Madonna", rock estupendo guiado pelo piano sincopado de Paul, pela guitarra distorcida de George e pelo sax do músico convidado Ronnie Scott, o lado B do disco traz a segunda música que George Harrison gravou em Bombaim, na Índia, com músicos locais: "The Inner Light" ("A luz interior"). Nela, destaca-se, além da melodia belíssima (fato ressaltado por Paul McCartney), a letra que fala em viajar e ver tudo sem sair do lugar, por meio da contemplação. É de notar, também, que no filme promocional de "Lady Madonna" – que vinha na sequência de vários clipes de compactos com visual psicodélico-hippie –, os Beatles aparecem de camisa branca de manga comprida e gravata escura fina. Com esse visual "de executivo", eles exibiam também, mais uma vez, sua versatilidade cênica.

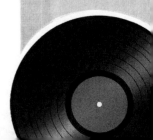

She's Leaving Home

Wednesday morning at five o'clock as the day begins
Silently closing her bedroom door
Leaving the note that she hoped would say more.
She goes downstairs to the kitchen clutching her handkerchief
Quietly turning the backdoor key
Stepping outside she is free.

She (We gave her most of our lives)
Is leaving (Sacrificed most of our lives)
Home (We gave her everything money could buy)
She is leaving home after living alone for so many years. Bye, bye.

Father snores as his wife gets into her dressing gown,
Picks up the letter that's lying there
Standing alone at the top of the stairs,
She breaks down and cries to her husband:
Daddy, our baby's gone.
Why would she treat us so thoughtlessly?
How could she do this to me?

She (We never thought of ourselves)
Is leaving (Never a thought for ourselves)
Home (We struggled hard all our lives to get by)
She's leaving home after living alone for so many years. Bye, bye.

Friday morning at nine o'clock she is far away
Waiting to keep the appointment she made
Meeting a man from the motor trade.

She (What did we do that was wrong?)
Is having (We didn't know it was wrong)
Fun (Fun is the one thing that money can't buy)
Something inside that was always denied for so many years. Bye, bye.
She's leaving home bye, bye.

CAPÍTULO 8

ABORTO E CONFLITOS

Wednesday morning at five o'clock as the day begins
Silently closing her bedroom door
Leaving the note that she hoped would say more...

SHE'S LEAVING HOME (Lennon/McCartney)[11]

Uma gravidez indesejada pode trazer muitos transtornos para as jovens, além da própria maternidade precoce.

Mesmo porque antes dos 16 anos ainda não terminou o desenvolvimento biológico do cérebro da nova mãe.

O filho programado em cenário perto do ideal não existe nessa idade jovem "nos tempos atuais".

O que justificava uma gravidez aos 17 anos na época de nossos avós (bisavós da geração atual) eram motivações que estão para os tempos de hoje assim como o arco-e-flecha está para os mísseis nucleares.

É como tentar enviar um sinal de fumaça em vez de usar o telefone celular.

Ou seja, *tudo*, mas simplesmente tudo o que envolve uma jovem de 15-16 anos grávida não se integra ao mundo atual.

O casamento por conveniência ou por força da religião chega a ser bizarro. Ele geralmente acontece quando a família peca pelo paternalismo.

---

[11] JOHN LENNON; PAUL MCCARTNEY. "She's Leaving Home", do álbum *Sgt. Pepper's Lonely Hearts Club Band*. The Beatles. Parlophone, 1967.

Casar porque engravidou inicia uma relação no mínimo "falsa ou hipócrita" porque na relação sexual do adolescente a única motivação que não envolve o desejo é ter um filho.

Casamento às pressas porque a adolescente engravidou corresponde a acreditar em Papai Noel aos 25 anos de idade.

É o avesso do avesso.

É a contramão do saudável e socialmente correto.

Nas mulheres que resolvem assumir a gravidez e aceitam o pesado rótulo de "mãe solteira", são grandes as chances de abandono escolar e consequente prejuízo para o futuro.

A grande maioria arca sozinha com esse fardo porque o pai em geral é ausente. Quase 90% das mães adolescentes cuidam do filho sem o parceiro, apurou a pesquisa realizada pelo Programa da Saúde da Mulher da Secretaria Estadual da Saúde de São Paulo.

E pior: 40% das mães precoces voltam a engravidar em dois anos, o que pode ser prejudicial à saúde da menina. Resultado: jovens de 18 anos já estão com três filhos.

Invariavelmente, essas jovens mães têm poucos recursos afetivos, materiais e sociais para criar seus filhos.

Eu tive uma paciente que engravidou aos 16 anos. Era escolarizada, de uma boa família de Santos, no litoral paulista.

Os pais, religiosos e conservadores, mandaram a filha grávida para a casa da tia, em São Paulo.

Durante o pré-natal, ela pedia à tia para tomar mamadeira à noite, tamanha foi a sua regressão na gravidez.

O bebê nasceu, ela voltou a Santos e a criança foi criada pelos avós. Quando aprendeu a falar chamava os avós de papai e mamãe e a mãe biológica de tia Lu.

Em geral, mães solteiras adolescentes geram uma "estrutura familiar" mais complexa do que a família naturalmente já é.

A gravidez de uma filha pode desestruturar o equilíbrio de pais, que, talvez por culpa, acabam transformando os netos em filhos e assim limitam a capacidade do jovem de se responsabilizar por seus atos.

Os vínculos são distorcidos (pouco saudáveis e pouco honestos) e o amor fica seriamente ameaçado em ambiente tão hostil.

Debaixo do tapete

A consequência mais séria da gravidez precoce ou indesejada é o aborto. Como no Brasil a prática só é permitida em caso de estupro ou risco de vida para a mãe, a interrupção da gravidez é feita na clandestinidade, muitas vezes em condições precárias.

Calcula-se que seja realizado pelo menos 1,5 milhão de abortos por ano no país – algumas estimativas elevam esse número para 4 milhões. Em 2006 foram registradas no SUS em torno de 240 mil internações para tratar complicações do aborto inseguro. A ação clandestina provoca 602 internações diárias por infecções e 25% dos casos de esterilidade.

Detalhe: esses dados dizem respeito apenas aos serviços públicos, portanto na realidade os números podem ser bem maiores.

Segundo o Banco Mundial, são realizados por ano no mundo 46 milhões de abortos, que resultam em 68 mil mortes. O relatório denominado "Questões sobre população no século XXI", divulgado em julho de 2007, também revelou que uma em cada cinco adolescentes interrompe a gravidez e 5,3 milhões sofrem sequelas temporárias ou permanentes.

Em São Paulo, o aborto inseguro é a quarta causa de mortalidade materna; em Salvador, a primeira. Uma mulher morre a cada dois dias no Brasil em decorrência dele.

Mas, ao contrário do que se supõe, o aborto não é prática exclusiva de mulheres jovens às voltas com "ficantes" e namorados.

Mais de 70% das mulheres que interrompem a gravidez no Brasil têm entre 20 e 29 anos, são escolarizadas, possuem no mínimo um filho e estão casadas ou vivem relação estável. Apenas 2,5% do total de abortos ocorrem em relações eventuais. Os dados são de um levantamento feito por pesquisadores da Universidade de Brasília e da Universidade Federal do Rio de Janeiro, sob patrocínio do Ministério da Saúde.

Seja como for, o surgimento da gravidez na adolescência e o aborto exacerbam conflitos entre pais e filhos, descompassos entre as gerações.

Ruídos na comunicação

Muitas estruturas familiares não conseguem suprir afetivamente as necessidades amorosas e sociais de um filho.

Os pais provedores "materiais" se enganam quando imaginam que proporcionando bons colégios, alimentação de qualidade, computador, celular e outros recursos de última geração garantem o que o filho precisa.

Prendem, assim, a criança numa rede sufocante de dar tudo menos a possibilidade de amadurecer e conquistar seus sonhos por esforço próprio.

Esse comportamento asséptico não emociona a criança. No adolescente o efeito é ainda pior: bloqueia ou paralisa as alegrias e as decepções tão necessárias na luta pela vida.

Nós, mortais, precisamos de bons pais por perto. Porém, eu me refiro a pais humanos e não idealizados.

Filhos não adoecem, usam drogas ou engravidam aos 15 anos porque os pais trabalham muito e ficam o dia inteiro fora de casa.

Os jovens se atrapalham quando os pais têm dificuldade para se comunicar com eles.

Ninguém pira somente porque os pais brigam ou se separam.

... E nossos filhos cantam as mesmas canções

Os jovens piram porque os pais não brigaram a briga certa. Nem entre eles, muito menos com os filhos.

As crianças e os jovens precisam de inspiração e referências. Isso faz a diferença.

Pergunto: os pais emocionaram os filhos e os filhos fizeram disparar o coração dos pais?

O importante não é ter pais bonzinhos, certinhos, politicamente corretos e mecanicamente afetivos; mas pais de carne e osso que amam e odeiam de forma transparente.

Não agem como se estivessem certos o tempo todo, mas se esforçam para acertar.

Quando percebem que não emocionam o coração dos pais, os filhos desconfiam de sua própria capacidade natural de despertar amor.

Constroem uma imagem de fracasso de sua própria emoção.

Passam a confiar só na aparência, no desempenho, no intelecto.

Aprendem a jogar, manipular, chantagear.

Então passam horas estudando técnicas ou malhando em academias na busca de uma autoestima frágil.

Podem se tornar gigantes no intelecto. Deusas sensuais na imagem.

Super-homens no desempenho, profissionais eficientíssimos no trabalho, mas sempre anões de coração, emocionalmente caquéticos, sofrendo de raquitismo crônico de movimentos.

Supermulheres na passarela social, porém vulneráveis e dependentes. Na aparência carismáticas e sensuais, mas hipotrofiadas e deficitárias no calor das trocas sensuais.

Vendem a alma e não entregam o corpo.

Ou entregam o corpo de alma vendida.

Saem leões de treinos, mas tímidos nas finais de campeonato. Tremem em público nas decisões.

Estão o tempo todo buscando compulsivamente a autoestima e a autoconfiança no "outro", no que a sociedade exige, na droga, no consumo e na religião. São analgésicos para sua dor.

Choque de gerações

Os embates entre as gerações precisam ser compreendidos levando-se em conta o funcionamento do adolescente e da família.

Nem sempre o mais jovem é o mais vulnerável em função da idade.

Quando há conflito surgem linhas de tensão que se entrecruzam como um novelo. E assim as desavenças repercutem em todos.

O conflito é coletivo.

O jovem tem um desafio: encontrar seu destino num emaranhado de raízes e cipós. Como achar o atalho no meio da mata densa?

Muitas personagens circulam ao seu redor e compõem uma coreografia confusa. De múltiplos desejos familiares.

Os filhos se inserem como uma realização ou frustração dos pais na cadeia geracional, construída muito tempo antes pelas famílias de origem.

Para encontrar lugar nessa corrente o jovem precisa estar inscrito no desejo dos pais e receber a herança simbólica de gerações anteriores.

Muitos pagam um preço alto por essa herança.

A fim de se apropriar dela, a criança/jovem tem de cumprir um roteiro que os pais criaram para ele, repleto de fantasias inconscientes (projetos não realizados) e sonhos desfeitos.

Para amadurecer, o jovem tem que resistir a essas imposições, dizendo "não" a algumas exigências familiares.

É um desafio relacional.

Apesar de muitas exigências se apresentarem já na infância, é na adolescência que o indivíduo precisa expressar aos pais, de forma mais transparente, seu potencial para se tornar independente. Nesse momento ele revela suas escolhas amorosas, profissionais, sexuais e estéticas.

O diálogo é fundamental. A conversa franca. Ambos devem estar abertos à negociação e dispostos a chegar a uma resolução pacífica.

Nem sempre os pais aprovam essas revelações.

"She's Leaving Home" virou uma espécie de hino da era hippie para milhares de jovens (em especial do sexo feminino), que começavam a sair de casa dos pais para levar uma vida independente e, em muitos casos, morar em comunidades. O LP, ou álbum, *Sgt. Pepper's Lonely Hearts Club Band*, que contém essa e outras doze músicas, tem sido considerado, em todas as pesquisas, o melhor disco pop de todos os tempos. Nele, os Beatles promoveram uma verdadeira revolução nas sonoridades do rock e da música popular internacional em geral, incorporando o máximo de experiências sonoras e produzindo letras extremamente poéticas e interessadas nos acontecimentos sociais da época e nas vivências psicológicas que vão além do "eu amo (ou não amo) uma garota e ela me ama (ou não)" que caracterizava o rock e a música pop até então. A música que dá título ao LP, por exemplo, é tocada duas vezes, uma no início, a outra perto do fim do disco: na primeira, tem o acréscimo dos sopros de uma verdadeira banda de coreto; na segunda, as guitarras, o baixo e a ▶

A busca de liberdade e autonomia gera tensão quando o jovem não atende os desejos paternos de forma integral.

Às vezes, esse movimento juvenil produz o confronto de três gerações. Adolescentes criados pelos avós são expostos a desejos familiares que os pais digeriram, mas que os netos podem não digerir.

Esse confronto é o tema do roteiro que escrevi para teatro: *Árvore ginecológica* (em vez de "genealógica"). É um texto de humor que apresenta três gerações de mulheres com códigos, valores e experiências diferentes. A neta, ao se impor, evidencia os ressentimentos entre avó e mãe.

Compartilhar é preciso

A decisão de não levar avante uma gravidez exacerba na mulher (de 15, 25 ou 35 anos, não importa) a necessidade de falar sobre suas dúvidas, angústias e preocupações.

O ser humano precisa disso tanto quanto de ar para respirar.

Compartilhar segredos com alguém em quem confiamos é o pulmão da alma.

Sem esse "desabotoar do peito" acumulam-se "sapos" (emoções não resolvidas), e a consequência é o chamado "sufoco".

Emoções não compartilhadas tendem a se eletrificar, aumentar sua carga perniciosa. O corpo fica carregado e adoece mental e/ou fisicamente.

Aborto e conflitos

O ato de compartilhar funciona como uma espécie de "benção de absolvição": proporciona alívio e legitima.

Compartilhar é espantar fantasmas, pois na imaginação solitária a mulher supõe que outras pessoas jamais perdoarão suas falhas.

Por isso, insisto: é preciso escutar uma jovem que não se sente feliz em gerar uma criança.

Ao decidir pela interrupção da gravidez, a mulher vai contra a própria biologia. Só motivos e sentimentos muito sérios podem levá-la a considerar essa possibilidade.

Uma das canções dos Beatles destaca a importância do diálogo na família – e o que a falta dele pode causar. Conta de uma garota que foge de casa enquanto os pais ficam se lamentando: "*O que fizemos de errado?*"; "*Tanto sacrifício e ela se **foi**?*".

bateria fazem o mais puro rock. No mesmo álbum, "Within You Without You", de George Harrison, foi gravada por ele só com músicos e instrumentos indianos, na própria Índia, e a letra trata de temas da filosofia hindu. John Lennon compôs a incrível "A Day in the Life" (com o encaixe de uma parte intermediária feita por Paul), em que Ringo Starr faz o mais criativo trabalho de bateria da história do rock e onde uma imensa orquestra sinfônica foi chamada para gravar, com os músicos usando bolas vermelhas de palhaço no nariz, uma sequência que vai do tom mais grave ao mais agudo de cada instrumento, todos ao mesmo tempo. A citada "She's Leaving Home", composta por Paul McCartney, começa com uma harpa e continua com um doce conjunto de violinos, violas e violoncelos. Paul teve a idéia do disco e fez a grande maioria das composições que estão nele. O primor do acabamento sonoro do álbum deve-se em grande medida a George Martin, que fez a produção e muitos dos arranjos de todos os discos dos Beatles, com exceção do LP *Let It Be*.

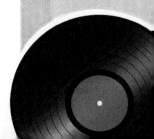

LUCY IN THE SKY WITH DIAMONDS

Picture yourself in a boat on a river,
With tangerine trees and marmalade skies.
Somebody calls you, you answer quite slowly,
A girl with kaleidoscope eyes.
Cellophane flowers of yellow and green,
Towering over your head.
Look for the girl with the sun in her eyes, and she's gone.

Lucy in the sky with diamonds,
Lucy in the sky with diamonds,
Lucy in the sky with diamonds, ah, ah.

Follow her down to a bridge by the fountain,
Where rocking horse people eat marshmallow pies.
Everyone smiles as you drift past the flowers,
That grow so incredibly high.
Newspaper taxis appear on the shore,
Waiting to take you away.
Climb in the back with your head in the clouds,
And you're gone.

Picture yourself on a train in a station,
With plasticine porters with looking glass ties.
Suddenly someone is there at the turnstile,
The girl with kaleidoscope eyes.

Lucy in the sky with diamonds,
Lucy in the sky with diamonds,
Lucy in the sky with diamonds, ah, ah.

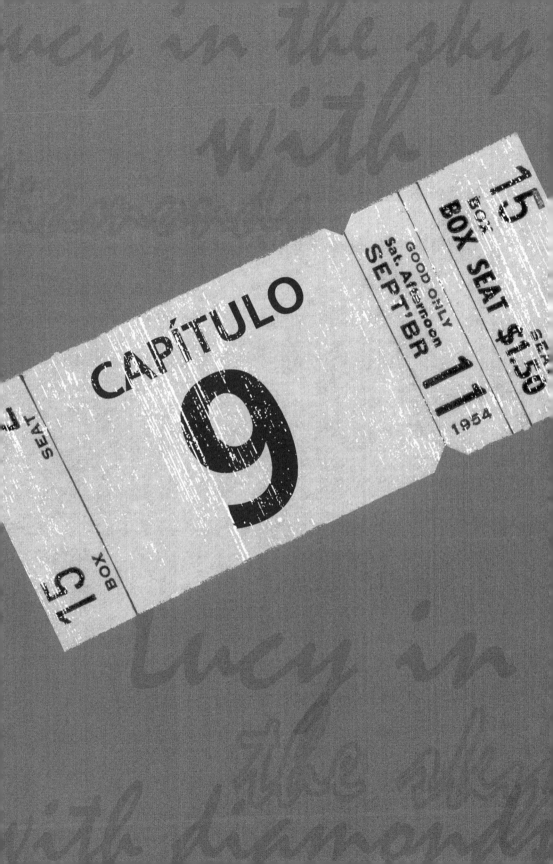

... E nossos filhos cantam as mesmas canções

DROGAS:
EXPERIMENTAÇÃO E DEPENDÊNCIA

Picture yourself in a boat on a river,
with tangerine trees and marmalade skies.
Somebody calls you, you answer quite slowly,
a girl with kaleidoscope eyes.

LUCY IN THE SKY WITH DIAMONDS (Lennon/McCartney)[12]

Os rapazes crescem com a ideia de que são o sexo mais importante e tomam um susto. Às voltas com o desejo sexual estimulado por altos níveis de testosterona, eles são sumariamente ignorados pelas garotas.

Sentindo-se inferiorizados e inseguros, eles atribuem a rejeição às suas limitações físicas: baixa estatura, magreza acentuada ou excesso de peso, orelhas enormes, nariz grande, pênis pequeno...

Não percebem que o fenômeno é geral.

Notam, porém, o interesse das garotas pelos bem-sucedidos.

E o que era brincadeira vira coisa séria: as gatinhas mais bonitas e charmosas são atraídas pelos vencedores.

Então o jovem busca o sucesso por atalhos que não exigem tanto esforço pessoal como seria necessário, por exemplo, para ter aprovação no vestibular ou sagrar-se campeão em algum esporte.

---

[12] JOHN LENNON; PAUL MCCARTNEY. "Lucy in the Sky with Diamonds", do álbum *Sgt. Pepper's Lonely Hearts Club Band*. The Beatles. Parlophone, 1967.

Dos 14 aos 17 anos, a vaidade e o sucesso passam a ser os principais meios para conseguir um pouco de autoestima.

Mais eis que de repente o adolescente pode encontrar outro atalho, associado à ousadia sexual, à transgressão. Entra em cena o cigarro.

Também é comum agir de maneira irreverente, clandestina e irresponsável a fim de parecer destemido, superior.

As meninas investem na capacidade de sedução. Mesmo porque a propaganda insiste nesse recurso, seja para vender xampu, perfume, maquiagem...

No caso dos rapazes, a propaganda combina carros, cigarro e álcool a poder.

Ícones da juventude bombardeiam as pessoas com o bordão "Experimenta! Experimenta! Experimenta!" para promover uma cerveja.

Todos os requintes e recursos do marketing são usados para dizer, em essência: "Se você não experimentar, estará por fora".

O estrago não tarda a aparecer, sobretudo entre os jovens, já que a capacidade de discriminação em muitos deles fica anestesiada. Uma pesquisa feita com estudantes do ensino médio e fundamental de dez capitais brasileiras constatou que 65% dos entrevistados consomem álcool.

Além da propaganda explícita (de álcool e cigarro) há também a propaganda indireta de maconha, cocaína e outras drogas ilícitas nos filmes e nas turmas.

Os jovens ouvem esse apelo e resolvem experimentar. Partem em busca de liberdade e encontram o oposto, a dependência.

Pesquisa recente com adolescentes brasileiros entre 14 e 18 anos mostrou que 10,2% usam álcool frequentemente e 46,2%, ocasionalmente. A tabela a seguir apresenta as drogas mais populares entre eles. Observe o avanço do *ecstasy*, pílula de metanfetamina utilizada nas baladas eletrônicas e quase tão difundida entre os jovens quanto a maconha. (*In* TÂNIA ZAGURY. *Adolescente por ele mesmo*. Rio de Janeiro: Record, 2006)

	Nunca	Às vezes	Frequentemente
Maconha	92,8%	5,5%	1,7%
Cocaína	99,0%	0,8%	0,2%
Crack	99,7%	0,2%	0,1%
Álcool	43,6%	46,2%	10,2%
Ecstasy	94,0%	5,4%	0,6%
Heroína	99,6%	0,2%	0,2%

A idade mais comum de início de uso de drogas foi aos 14 anos (57,7%). Entre os que já experimentaram 27,5% parou de usar e 45,5% ainda nem pensou a respeito.

Atração fatal

Uma das razões pelas quais os jovens são mais sensíveis à tentação de usar drogas é sua natural tendência a seguir a moda e mostrar que são valentes, rebeldes, corajosos.

Antigamente era o cigarro no banheiro das escolas e a cuba-libre nas festinhas. Hoje é o *ecstasy*, a cocaína, o álcool e o anabolizante.

Contudo, essa não é a única razão. Vou abordar outra que me parece importantíssima, embora não costume ser lembrada.

O adolescente, na realidade, é um ser híbrido: metade criança, metade adulto. É uma espécie de passageiro em trânsito entre a infância e a maturidade. Não deixou ainda de ser criança e não chegou a ser adulto.

Ora, isso traz poderosas consequências, algumas das quais favorecem o consumo de drogas.

O que torna a criança tão encantadora? O fato de ser sonhadora. Tem sempre algo de Alice no país das maravilhas.

Vista sob esse ângulo, ela, por natureza, vive na fantasia. Enxerga a realidade por uma óptica infantil.

A criança vive como se estivesse num permanente "barato", numa viagem. A realidade é meio mágica e a força de sua fantasia é tamanha que está sempre voando pelo mundo dos devaneios.

Quando chega a adolescência, a realidade de repente bate à sua porta.

Bate, não. Arromba!

É hora de virar gente grande.

Do dia para a noite deixa de ser criança. Seu sentido de realidade desperta para a vida mais prática. Passam a pairar sobre ela expectativas adultas: trabalhar, estudar, produzir, pensar, cair na real.

Ela é arrancada da óptica sonhadora para a óptica objetiva!

Alguns adolescentes suportam bem essa verdadeira ducha de água fria. Sabem tolerar a perda do mundo mágico infantil e ingressar no mundo mais realista dos adultos.

Esses conseguem, sem insuportável dor, conciliar sonho e realidade.

No entanto, para outros adolescentes essa passagem é dramática. Ela é vivida como a morte do mundo infantil.

Parece que, da noite para o dia, uma voz cruel e fria sentenciou: "Acordem. O sonho acabou!".

Isso remexe fundo em suas emoções.

O sonho não pode acabar, pois o viver humano é sonhar.

O adolescente não diz isso, não pensa isso, inclusive porque seu cérebro ainda não está completamente desenvolvido. Mas ele sente.

Aí surge a poderosa tentação de recuperar o sonho. Como reencontrar a magia, o feitiço, a poesia?

Para tanto, o adolescente pode ir para a música, o teatro, o cinema, o mundo encantado do sexo e das paixões.

Se para muitos isso resolve, para outros é pouco e não permite superar a dor infinda. Como voltar, então, ao país das maravilhas?

Está aberta a tentação química de produzir sonhos. A tentação do consumo das substâncias que produzem sonhos químicos. Solução mágica.

O pior é que, se a droga não tivesse chegado logo, se tivesse demorado mais um pouquinho, a própria mente do adolescente teria "tempo" de superar essa dor, resolvendo esse problema.

Passado o primeiro susto da morte do sonho, ela teria verificado que crescer não é tão ruim assim. O sonho se modifica, mas não morre nunca.

Que pena que o drogado não teve chance de descobrir sozinho isso. Viciou seu corpo e sua alma. Perdeu-se quando poderia ter sido salvo.

Esclarecendo mitos

O fato de experimentar uma droga não condena o adolescente a se tornar dependente dela. Ninguém vira cocainômano porque inalou uma fileira de pó ou maconheiro porque um dia fumou um cigarro de erva.

Mas há exceções como a morfina, a heroína e o crack, que têm impressionante capacidade química de viciar. Em algumas pessoas basta uma única dose de heroína para estimular a procura da droga no dia seguinte e a sensação de mal-estar físico e psíquico se não for encontrada.

Como as demais drogas possuem um poder de gerar dependência infinitamente menor, o jovem pode estabelecer diversos graus de relacionamento com a substância após a experimentação:

- Nunca mais usar.
- Tornar-se **usuário ocasional**.
- Virar **usuário habitual**: ainda não é dependente, mantém outros interesses e vínculos sociais, namora, trabalha, mas está sujeito aos primeiros prejuízos em função do uso excessivo. Às vezes começa a roubar para sustentar o vício.
- Transformar-se em **usuário dependente**: é aquele que vive para o consumo da droga. Não tem outros interesses. Nada mais lhe causa prazer. A dependência provoca isolamento, afastamento social, decadência física e moral, marginalização.

Drogas: experimentação e dependência

Vários fatores concorrem para que uma pessoa desenvolva dependência. Mas muitos estereótipos não condizem com a realidade.

Por exemplo, toxicomania nada tem a ver com traumas de infância, pais desajustados, lares desfeitos e outros chavões do gênero. Acontece em qualquer tipo de jovem e todo tipo de família.

A dependência não é resultado de boas ou más companhias. A turma só revela a fragilidade. Pode, no máximo, facilitar a experimentação e o uso ao idealizar a droga, potencializando os supostos prazeres provocados por ela e desenvolvendo rituais, como beber, fumar e cheirar em grupo. Mas isso não é o bastante para ocasionar o vício.

A adição nada ou quase nada tem a ver com depressões.

Também não se relaciona aos estereótipos de personalidade: tímidos, angustiados, esquisitos e insatisfeitos não são obrigatoriamente mais vulneráveis.

Ocorre dependência em todo tipo de personalidade com a mesma frequência: pacíficos e violentos, mimados e não mimados, revoltados e conciliadores, homo e heterossexuais, líricos e obscenos, puros e devassos.

Não existem responsáveis diretos.

Todos são vítimas. Portanto, que os pais não se culpem, nem culpem seus filhos.

Oposição moderna

A droga representa para o adolescente uma enorme tentação.

Drogado, ele se sente poderoso. Adquire uma sensação de potência que a realidade da vida jamais lhe proporciona.

Na falta de outros recursos que alimentem sua autoestima, a tendência é passar a fazer uso constante da droga.

Quando se dá conta, já é um viciado. Tarde demais.

Sua impotência diante da vida aumenta e, para compensar essa impotência real, volta a buscar com frequência ainda maior a potência fantasiosa fornecida pela "substância mágica".

Para piorar, a crise econômica atual não facilita a vida de ninguém. Não ajuda o jovem a se sentir seguro para ir à luta.

Se a sociedade não ajuda, como os pais podem ajudar?

Antes de mais nada, evitando algo que atrapalha demais a capacidade de os pais despertarem confiança nos filhos: passar a ideia de que são caretas, de que estão por fora e se apavoram com tudo o que não viveram na própria juventude.

Os pais devem ter o cuidado de não agir desastradamente, pois assim estariam estimulando seus filhos a recorrer à droga só para contestar pai e mãe incompreensivos.

Querer que os filhos sejam da mesma forma que os jovens de ontem é uma expectativa irreal.

Portanto, cabe aos pais fazer uma oposição moderna, arejada, atualizada, que leve em conta o contexto atual.

Assim, é inteiramente contraproducente qualquer oposição apavorada, alarmista, que imagine medidas muito mais drásticas do que o caso comportar.

Se os pais agirem assim, os filhos vão achar que eles são também viciados. Não em droga, mas nos hábitos e costumes de outra época.

Os filhos acharão que a cabeça dos pais está contaminada pela poeira acumulada dos tempos que já se foram.

Tentando se atualizar e entender os novos tempos, os pais diminuem a distância que separa sua visão de mundo da de seus filhos. A conversa na família toma outro rumo.

O mais eficiente instrumento para evitar o uso de drogas, no que se refere a gerar dependência, é o trabalho preventivo.

Transmitir princípios e valores sólidos aos filhos protege contra a ameaça das drogas: respeito, solidariedade, cooperação, responsabilidade, vida saudável.

O jovem que traz dentro de si bons valores e principalmente referenciais consistentes (pais equilibrados, amorosos, atentos, honestos nas atitudes, produtivos e estruturados) desenvolve a autoestima e se encaminha gradualmente para a autonomia.

Então são maiores as suas chances de resistir à pressão do meio e impor sua personalidade, dizendo não às drogas.

Gostaria, no entanto, de frisar que ao fazer um balanço de turmas de adolescentes e dependência de drogas o saldo é, em geral, positivo.

Na minha turma, na do meu irmão, de primos de outras cidades, dos meus filhos e de amigos, sempre que pergunto quantos se perderam nas drogas a ponto de não progredir na vida profissional ou não cumprir seu papel de marido, pai ou cidadão, o índice é de mais ou menos 10%. Ou seja, 90% dos jovens que experimentaram álcool e drogas perceberam o estrago que poderiam fazer em suas vidas e os largaram.

A composição musical dos Beatles mais associada às drogas não tinha nenhuma relação com o tema. Até alguém levantar a hipótese de que o título "Lucy in the Sky with Diamonds" fosse, na verdade, referência ao LSD. A canção inspirou-se em um desenho de Julian, filho de John, que colocou sua coleguinha de escola, Lucy, no céu entre **diamantes**.

> Foi nessa época que os Beatles fizeram experiências com drogas. Fumaram maconha, embora tenham dito que não a usavam durante o trabalho de gravar as músicas, e tomaram LSD (ácido lisérgico), que ainda não era proibido, por se tratar de medicamento de uso psiquiátrico e por não se conhecerem ainda devidamente seus efeitos negativos. Mais tarde, quando estudaram a meditação transcendental com o iogue Maharishi Mahesh, os Beatles declararam que não usavam mais drogas, por considerar que tinham aprendido a atingir, sem precisar usar essas substâncias, os mesmos estados mentais que elas propiciavam.

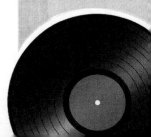

The Long And Winding Road

The long and winding road that leads to your door,
Will never disappear, I've seen that road before
It always leads me here, lead me to your door.

The wild and windy night that the rain washed away,
Has left a pool of tears crying for the day.
Why leave me standing here, let me know the way.

Many times I've been alone and many times I've cried
Anyway you'll never know the many ways I've tried,

But still they lead me back to the long winding road,
You left me standing here a long, long time ago...
Don't leave me waiting here lead me to your door.

CAPÍTULO 10

... E nossos filhos cantam as mesmas canções

DROGAS:
QUESTÕES POLÊMICAS

The long and winding road that leads to your door,
Will never disappear, I've seen that road before
It always leads me here, lead me to your door.

THE LONG AND WINDING ROAD (Lennon/McCartney)[13]

A definição do que vem a ser um tóxico e deve ser proibido é controversa. Tanto que a legislação a respeito varia muito de um país para outro.

Um critério aceito para definir droga é seu efeito sobre o ser humano. Toda substância que afete prazerosamente o cérebro e a vida mental poderia ser considerada uma droga.

Conforme o resultado produzido, elas são classificadas em:

- Depressoras (relaxantes): bebidas alcoólicas, barbitúricos (tranquilizantes) e inalantes.
- Estimulantes: cafeína, nicotina, cocaína, *crack*, anfetaminas, *ecstasy*.
- Alucinógenas: maconha, ácido lisérgico (LSD), heroína.

Mas, se forem usados moderada e ocasionalmente, o álcool, o cigarro ou até a cocaína produzirão poucos efeitos nocivos à saúde física e mental.

---

[13] JOHN LENNON; PAUL MCCARTNEY. "The Long and Winding Road", do álbum *Let It Be*. The Beatles. Apple, 1970.

Alguém que fuma depois das refeições não é realmente mais propenso a câncer de pulmão, enfisema ou enfarte do que o consumidor de um maço diário.

Quem toma seu uísque, conhaque, vinho ou cachaça em ocasiões sociais ou até uma dose diária antes do jantar provavelmente estará longe de sofrer dos males do alcoolismo.

Uma pessoa que utilizasse a cocaína em ocasiões raras ou moderadamente recorresse à maconha também não teria problemas.

Meu avô dizia: "Não existe veneno, existe dose".

O açúcar e a gordura, mais do que algumas substâncias vedadas por nossa legislação, podem lesar a saúde e viciar o organismo, gerando obesidade, diabetes e doenças coronarianas.

Assim, é complicado classificar que substâncias devem ou não ser proibidas. O trabalho excessivo ou a preguiça desmedida matam tanto quanto as piores drogas.

No entanto, para não correr o risco de meu discurso ser interpretado como defesa da legalização da maconha, cocaína ou que droga seja, quero deixar bem marcada a minha opinião.

Se no mundo só houvesse adultos – e adultos equilibrados! –, eu teria uma posição muito mais liberal. Mas a vida não é assim. Existem os adolescentes e os adultos desequilibrados. Por isso, não por caretice e moralismo, sou contra a liberação das drogas.

Alterações psíquicas superfaturadas

O critério de se basear nos efeitos psíquicos para saber se uma substância deve ser proibida ou não também é falho.

Primeiro, porque há muita lenda sobre a ação delas no psiquismo. Salvo a morfina, a heroína e o LSD (acido lisérgico), poucas outras drogas produzem alterações psíquicas poderosíssimas, a não ser, é claro, se utilizadas em doses cavalares.

O sensacionalismo em torno do efeito psíquico dos tóxicos vem dos próprios consumidores, que exaltam o "barato" a fim de valorizar suas sensações, quando na verdade ele não é tão grande assim.

A cocaína, por exemplo, não produz os efeitos mirabolantes apregoados, mas apenas uma excitação mental que muitas vezes descamba na ansiedade, em vez de trazer euforia.

É uma droga com efeitos bregas. O principal é levar o usuário a cheirar mais cocaína.

O álcool é tão fantástico assim? Para poucas pessoas. A maioria sente algo pouco expressivo ou até desagradável. Acaba num penoso pileque, vomitando a alma e vendo o teto girar. Perde o dia seguinte numa ressaca deprê.

O prazer do cigarro é irresistível? Não maior do que tomar um cafezinho.

O fato de o álcool ser permitido e de a cocaína e a maconha serem proibidas provoca controvérsias.

Ora, se as três substâncias produzem alguns efeitos psíquicos e algum grau de dependência, e se em doses altas e frequentes prejudicam a saúde física e mental, também não deveriam ser proibidas?

Já se tentou proibir o álcool nos Estados Unidos na década de 1930, com a famosa Lei Seca. Os resultados foram catastróficos. Em vez de conter o alcoolismo, a proibição promoveu a criminalidade e a contravenção, além de acrescentar ao álcool o charme de fruto proibido.

Alguém poderia argumentar: a repressão à maconha e à cocaína também não gera criminalidade e contravenção, além de acrescentar a essas drogas a aura mágica do proibido?

É verdade. Contudo, vale a pena refletir um pouco mais sobre este assunto.

Proibir ou liberar?

A heroína e a morfina possuem altíssimo poder químico de viciar. Nenhum ser humano que as utilize com frequência estará imune às garras da dependência. Portanto, não há dúvida quanto à conveniência de proibi-las. São perigosas mesmo.

O ácido lisérgico não possui, nem de perto, essa capacidade de gerar dependência. Seus efeitos psíquicos, porém, são extremamente exuberantes. Uma pequena dose faz uma pessoa ficar fora de si. É perigoso oferecer essa tentação à juventude. Por isso sou favorável à sua proibição.

A cocaína não possui exuberantes efeitos psíquicos, nem irresistível poder de viciar. A esmagadora maioria dos usuários faz uso dela raramente.

Entretanto, quem a utilizar com relativa frequência terá uma enorme probabilidade de ficar dependente. E o pior é que sentirá irresistível necessidade de doses crescentes. São aquelas noites sem fim. Dias e dias sem dormir, intoxicando o corpo e a alma.

Conheço "muito poucos" consumidores frequentes de cocaína que não se tornaram viciados.

Em doses altas, a cocaína começa a causar imensos prejuízos. Lesa o cérebro, corrói o septo nasal, faz cair os dentes, além do eventual risco de morte por overdose.

Usada frequentemente, sua capacidade de gerar dependência é muitíssimo maior do que a do álcool. E seus efeitos, são, no mínimo, tão nocivos quanto.

Cocaína não é brincadeira de criança, por isso sou contra sua liberação.

A maconha também gera controvérsias. Pessoalmente, acho que não deve ser liberada.

Já vi muita gente boa ficar maconhada o dia inteiro, tendo quase que acender um baseado atrás do outro, sob pena de não suportar viver sem a droga. Ninguém vai me convencer de que isso não faz mal.

O álcool realmente é um problema. Existem milhões de alcoólatras no Brasil. Mas, apesar desses números alarmantes, apenas 20% dos be-

bedores habituais tornam-se dependentes – o que significa que a maioria das pessoas que bebe regularmente não desenvolve a adição.

Como a experiência histórica revelou ser contraproducente a repressão ao álcool, apesar dos perigos da dependência (muito inferiores aos da cocaína), não sou a favor de proibir sua fabricação e consumo.

O mesmo raciocínio se aplica ao cigarro.

Li que o fumo se iniciou quando um caipira acendeu um cigarro de palha no meio da mata para espantar mosquitos. Ou seja, nem pernilongo tolera a fumaça.

Mas aí entram a liberdade e a responsabilidade de cada um. Se não as levarmos em conta, vamos acabar proibindo até a fabricação e o comércio de querosene, formicida ou soda cáustica.

Afinal, o que pode não fazer mal?

O que pode não matar ou causar doenças?

Na mira do cigarro

A indústria de tabaco conhece e explora a vulnerabilidade do adolescente.

Tanto que o jovem está experimentando o cigarro cada vez mais cedo. Na década de 80, eles começavam a fumar por volta dos 15-16 anos. Agora já têm contato com o tabaco aos 13 anos. E assim mantêm o mercado em alta.

No sul do país as meninas já fumam mais do que os rapazes, com o agravante de que a mulher tem mais dificuldade de largar o vício depois.

O menino em geral fuma o primeiro cigarrinho para se sentir macho. Enjoa um pouco, fica tonto, acha meio esquisito gostar daquilo, mas força a barra e vai em frente.

Muitos abandonam o hábito quando amadurecem. Outros, no entanto, persistem e alguns anos depois estão fumando mais de um maço por dia. Ameaçam a saúde dos pulmões e preparam um belo problema cardíaco.

Segundo relatório da Organização Mundial da Saúde, o cigarro matará um 1 bilhão de pessoas no século XXI devido ao seu poder viciante. A nicotina é a terceira droga que mais libera dopamina, depois da cocaína e das anfetaminas.

A título de prevenção, a OMS prioriza três medidas:
1. Criar ambientes livres de tabaco.
2. Restringir a propaganda.
3. Aumentar o preço, taxando mais o produto e usando o imposto recolhido para investir na saúde pública.

Outra medida que talvez ajude a coibir o uso é penalizar quem vende cigarros a menores.

No caso, é preciso lembrar que, além do efeito químico, essa droga está diretamente relacionada a rituais, como acender um cigarro após o almoço ou depois da relação sexual.

O ser humano tem a tendência a se habituar aos rituais, e muitas vezes o cigarro acaba se tornando um companheiro na solidão, o que favorece o apego.

O álcool e a política do avesso

Com o álcool acontece algo parecido. As pessoas começam a beber socialmente, para acompanhar um papo ou animar uma festa. Só que 22% dos que assim começam, pouco a pouco, vão bebendo cada vez mais.

Um dia, sem que se surpreendam, acordam com uma garrafa de gim ou de cachaça debaixo da cama, ávidos pelo primeiro dos inúmeros goles do dia.

O álcool tem grande aceitação no nosso meio. Muitos pais se orgulham quando uma criança (especialmente um menino) bebe algumas gotas de bebida como se essa fosse uma atitude esperada de um "macho".

O problema é que o álcool responde por 60% dos acidentes de trânsito e aparece em 70% dos laudos das mortes violentas.

Pesquisa feita pelo professor Ronaldo Laranjeiras antes da entrada em vigor da "lei seca" para motoristas, em junho de 2008, verificou que um terço dos condutores de veículo tem doses altas de sangue nos finais de semana.

O estudo, que avaliou 5.600 motoristas jovens de São Paulo, Belo Horizonte e Vitória, chegou a mais duas conclusões:

1. A porcentagem de motoristas que dirigia alcoolizada nas cidades analisadas é seis vezes maior que a levantada em pesquisas internacionais semelhantes.
2. Os motoristas bêbados não estavam visivelmente intoxicados, ou seja, não tinham aparência de bêbados.

Um copo de álcool já altera os reflexos. Além disso, a substância é calórica, então o uso abusivo favorece ganho de peso.

Neste caso, porém, predomina entre nós a política do avesso. Eis alguns exemplos:

- Embora exista a proibição, não há fiscalização da venda de álcool para jovens. Qualquer criança de 12 anos compra "cerveja" no Brasil em bares, postos de gasolinas e padarias.
- O preço da cachaça no Brasil é muito baixo, facilitando a compra.
- O presidente da República elogia em rede nacional a cachaça, dizendo que é melhor que o uísque e a vodca.

Mas já existem iniciativas mostrando que o controle no consumo de álcool diminui acidentes e reduz a violência. Por exemplo, quando se estabeleceu o fechamento dos bares às 20 horas em Diadema, cidade violenta vizinha do ABC paulista, as mortes por assassinato diminuíram 80%.

A maconha eventual

Para início de conversa, essa história de dizer que maconha não faz mal é meio papo-furado.

É claro que fumar um baseado uma vez na vida, outra na morte, não vicia. Mas o uso de uma droga ilícita envolve outros aspectos que devem ser considerados.

O adolescente experimenta um cigarrinho de maconha para não parecer careta nem ficar para trás na turma da esquina.

Amanhã, já está querendo um cigarro um pouquinho maior. Afinal, depois que fuma parece que a vida fica mais fácil.

Então começa a acender um cigarrinho de manhã, para ficar relaxado e enfrentar o dia. Outro depois do almoço, para fazer de novo a cabeça. De noite, ele não vai conseguir conversar com a namorada ou com os amigos se não fumar mais um. E de madrugada, se o sono está demorando a vir, mais unzinho. Por que não?

Muita gente arruinou a vida por causa da maconha. Um amigo meu fumava mais de dez baseados por dia. Um cérebro não resiste a ficar maconhado 24 horas todos os dias.

Diferentemente do fumo e do álcool, a maconha ainda possui um agravante: ela pertence ao submundo das drogas, com toda a sua subcultura e seus subvalores.

Num instante, o jovem que começou a experimentar só para curtir uma onda passa a frequentar uma turminha de curtidores. Tudo escondido, tudo fora da lei.

E ao lado de um vício vai se formando outro: o da clandestinidade, da violação sistemática das regras sociais, do desafio explícito às autoridades constituídas.

E, como esse desafio traz o prazer do proibido, por que não arriscar outros?

Aí o cara experimenta cocaína.

Um dia lhe oferecem uma viagem de acido lisérgico e ele topa, mesmo sabendo que tem gente que não volta.

E, para culminar todo esse processo, ele topa encarar a heroína.

A certa altura, falta dinheiro. E sobra vontade de desafiar a lei. Ele fica tentado a um pequeno furto para descolar algum.

O primeiro alvo é a carteira do pai.

Mais um, menos um, não vai fazer tanta diferença.

De repente, tem mais um assaltando para comprar tóxicos e consumindo tóxicos para continuar assaltando. Está formado o ciclo vicioso da violência.

É importante observar, ainda, que o uso da maconha é muito mais difundido entre a população de baixa renda do que se imagina.

Mas não é só desocupado que fuma para encher a cabeça. A maconha é responsável por inúmeros acidentes de trabalho, embora esse dado seja pouco divulgado.

Assim, a erva não é tão inofensiva quanto algumas pessoas dizem. E, além disso, ela pode levar a caminhos bem piores.

A maconha é uma das drogas utilizadas em um golpe comum.

Em praias, bares e baladas policiais corruptos observam jovens de classe média/alta usando maconha, cocaína ou *ecstasy*.

Quando esses adolescentes retornam aos seus carros para ir embora, são barrados em *blitze* de três ou quatro policiais. Durante a revista, esses policiais colocam grandes quantidades de tóxicos no carro para o jovem ser autuado como traficante. Daí fazem contatos com os pais e pedem grandes somas em dinheiro para não autuar em flagrante os jovens.

E assim famílias são pegas de surpresa e chantageadas para evitar o processo nos filhos.

Como se não bastasse, a confiança dos pais nos jovens fica abalada.

O teste do cabelo é um exame fácil e eficiente que pode colaborar para trazer de volta a confiança.

Cerca de 4 centímetros de fios de cabelos próximos à raiz são retirados e analisados, por tecnologia moderna, para vários tipos de drogas. O teste detecta a presença delas nos três meses anteriores à coleta da amostra.

A sua confiabilidade é tamanha que o teste é solicitado nos tribunais para averiguar se adultos (pai e mãe) estão aptos a cuidar dos filhos.

As imagens a seguir reproduzem laudos de exames que localizaram a presença de cocaína.

RESULTADO

Droga Metabólico	Resultado	Margem de Segurança RIAH	Margem de Segurança Espec. Massa	Observações
Cocaína Cocaine Cocaethylene Benzoylecognine NorCocaine	Positivo 48ng/10mg 7,1ng/10mg 3,8ng/10mg	5ng/10mg	5ng/10mg	O metabolito Cocaethylene se dá exclusivamente quando há o uso simultâneo de àlcool etílico e cocaína.
Maconha Carboxy THC	Negativo	2ng/10mg	2ng/10mg	(sem observações)
Anfetaminas Anfetamina Metanfetamina Ecstasy (MDMA) Ecstasy (MDA)	Negativo	5ng/10mg	5ng/10mg	(sem observações)
Opláceos Codeína Morfina Heroína (6MAM)	Negativo	5ng/10mg	5ng/10mg	(sem observações)
PCP PCP	Negativo	3ng/10mg	3ng/10mg	(sem observações)

Resultado final

Positivo para cocaína, negativo para as demais

Observações Gerais

Um resultado negativo significa que a droga não foi detectada em quantidades que atinjam as margens de segurança RIAH. Um resultado positivo significa que a droga foi detectada em quantidades que igualem ou excedam as margens de segurança da Espectrometria de Massa. Caso necessite de maiores informações a respeito deste laudo, contate nosso Serviço de Atendimento ao Cliente. Sem cadeia de custódia.

E-mail: sac@psychemedics.com.br ou Telefone: (11) 4688-1695.

... E nossos filhos cantam as mesmas canções

COCAÍNA

Cadeia de custódia

Exame sem cadeia de custódia respeitada

A amostra foi submetida a processo de descontaminação externa e submetida à análise inicial de *Radio Imunoassay* (Rádio Imunoensaio), onde detectamos a presença do presente metabólico acima das margens de segurança.
Esta presença foi confirmada posteriormente por Gas Mass Espectrometry (Espectrometria de Massa) e quantificado.

Comparativo das quantidades

Gráfico comparativo das quantidades máximas e mínimas do metabólice já encontrado em testes RIAH no Brasil, com o resultado desta amostra

Metabólico: **Benzoylecognine**
Quant. encontrada: **7,2ng/10mg**

Quantidade mínima	0,2ng/10mg
Encontrado nesta amostra	7,2ng/10mg
Quantidade máxima	200ng/10mg

Padrão de consumo

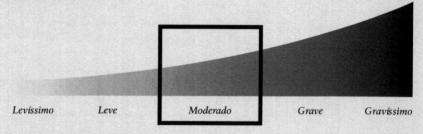

Levíssimo   Leve   Moderado   Grave   Gravíssimo

A quantidade de metabólico encontrado sugere o padrão de consumo ilustrado acima.

SOB LICENÇA DA PSYCHEMEDICS CORPORATION
1080 Massachussets Ave. 200 - Cambridge, MA/USA

A cocaína e o risco de overdose

Quando a pessoa percebe, já foi da maconha para a cocaína.

Está em pleno vício. E aí começa o inferno.

Além de cara, a cocaína vem misturada até com vidro moído. Com o uso repetido, abre crateras na mucosa nasal, enfraquece os dentes, produz lesões no cérebro.

A cocaína causa estados artificiais de euforia, seguidos de períodos de depressão, razão pela qual se é obrigado a recorrer novamente a ela.

Os nervos ficam à flor da pele, o que torna a pessoa fragilizada. Por isso, aparece toda uma variedade de sintomas, aliviados com o uso de doses maiores da droga.

O mais grave é a tentação de passar da inalação para a injeção diretamente na veia. As condições higiênicas da agulha e da seringa são precárias e corre-se o risco de contrair hepatite, aids e outras infecções.

Outro problema é saber a quantidade de cocaína a ser injetada, já que ela vem quase sempre misturada com outras substâncias.

Um belo dia erra-se a dose, ou porque veio cocaína mais pura que o habitual, ou porque já se estava meio drogado e não se prestou atenção, ou, ainda, porque naquele dia o organismo estava mais debilitado.

Então pode sobrevir a overdose e, com ela, a concreta possibilidade da morte. Muitas vidas já se perderam desse modo. Elis Regina e Cássia Eller são dois exemplos contundentes.

Outros se destruíram por se tornarem dependentes. Primeiro se arruinaram psiquicamente. Depois, fisicamente.

E muitos espalharam essa ruína aos que estavam ao seu redor.

É horrível a gente se lembrar das quatro moças que acabaram se jogando do alto do edifício, vitimas de uma violência descomunal que tinha nos tóxicos seu ponto de partida.

Conheço um rapaz, usuário pesado de cocaína, que depois de perder quase todos os dentes e destruir a cartilagem do nariz quase ficou sem um braço, porque pegou uma infecção na veia onde injetava a droga. Sua vida profissional ficou inteiramente destruída.

Patty Boyd se separou de George Harrison depois do fim dos Beatles, para se casar com Eric Clapton, que lhe dedicou a música "Layla". Mais tarde, ela também se divorciou de Clapton, em 1989. Em 1985, Eric Clapton teve uma filha, Ruth, com Yvonne Kelly, com quem tinha começado a se relacionar – mas a existência de Ruth só foi revelada à imprensa e ao público em 1991, no funeral de outro filho de ambos, Conor, então com quatro anos, que despencou tragicamente do 53º andar de um prédio em Nova York. Em 1999, finalmente, Clapton encontrou a paz de espírito emocional: conheceu em Los Angeles a balconista de loja Melia McEnery, de 23 anos, e casou-se com ela. Teve desde então três filhas: Julie Rose, Ella May e Sophie Belle, para as quais compôs "Three Little Girls", sucesso de 2006.

Só agora, depois de mergulhar num surto psicótico, ele conseguiu sair desse inferno e voltar à normalidade. Hoje é um sobrevivente cheio de cicatrizes.

E os outros tantos que não sobreviveram?

O cantor Eric Clapton conta na sua bibliografia que afundou nas drogas depois de se apaixonar pela mulher do melhor amigo, o beatle George Harrison.

Só não morreu por overdose de heroína devido a sua fobia por agulhas e injeção, que o impediu de usar a droga por via endovenosa.

Depois de vencer a dependência, o astro do rock construiu uma clínica para toxicômanos, em gratidão à equipe médica que o ajudou. Hoje, essa sua instituição é a mais bem-sucedida do mundo no tratamento de dependentes químicos.

Clapton recuperou a sua autoestima, teve filhos com uma nova companheira e vive hoje o sucesso como músico.

O livro traz um relato muito emocionante.

Prazeres e desprazeres

É claro que as drogas despertam algum nível de prazer, se bem que muitas vezes provocam intenso desprazer.

E, no dia seguinte, sempre aquela ressaca. Física e moral.

Se colocarmos o prazer e o desprazer numa balança, o prazer perde de longe.

Além do mais, considero pobre o prazer despertado pela droga. Não só por ser um prazer quimicamente produzido, mas porque sua qualidade é muito inferior à de outros tipos de prazer.

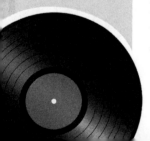

Desafio que alguém me demonstre que o barato da dança, do sexo, do amor, da criação artística, da participação política, das polêmicas intelectuais, da competição esportiva, não seja qualitativa e quantitativamente superior ao prazer das drogas.

E não me venham dizer que as drogas potencializam esses prazeres. Não é verdade. Frequentemente diminuem o barato.

Isso para não dizer que uma pessoa que recorre às drogas não exercita a mente para que ela atinja as mais belas coreografias da inteligência, do sexo, do amor e da criação.

Quem recorre excessivamente às drogas fica com uma espécie de indolência mental.

E a mente, tal como o corpo, quando não se exercita, tende a se atrofiar.

Resultado: o usuário vira o zumbi da turma.

Puxar um fumo é fácil. Cheirar uma fileira de pó é fácil. Até tomar um pico na veia é fácil.

Quero ver a pessoa ter coragem de subir num palco e mostrar seu talento cênico. Esse é um risco, uma aventura bem mais vibrante.

Quero vê-la pegar um violão e fazer uma canção; apanhar uma tela e pintar uma obra de arte.

Quero vê-la parir um filme com uma ideia na cabeça e uma câmera na mão; com uma caneta gerar uma ideia; com uma bola nos pés fazer um gol de placa.

Quero ver o rapaz vibrar com uma mulher e fazer a mulher vibrar. Amar e se fazer amado.

Se as pessoas estão insatisfeitas com a sociedade, lutem para transformá-la pela arte, pela ciência, pelo intelecto, e também pela participação política direta.

Estamos em uma democracia e ninguém mais pode nos impedir de exercer nosso sagrado direito de cidadãos.

Podemos e devemos fazer política na escola, no sindicato, nas associações de moradores, nos partidos políticos.

Se as pessoas querem riscos, emoções e aventuras, tais atividades proporcionarão essas sensações de modo bem mais rico do que as drogas.

E elas ainda se sentirão gratificadas por estar ajudando seu país.

Usar drogas é uma forma de não se submeter à sociedade. Concordo.

Mas é uma forma individualista, fechada em si mesma, intransitiva, que não muda de fato a sociedade. Ao contrário, só confirma e fortalece o que ela tem de mais alienado, violento e repressor.

Por incrível que pareça, o medo de expor o que temos de melhor é uma das razões que levam às drogas.

Primeiro, para nos enganar que somos valentes.

Segundo, porque, não expondo o que temos de melhor, não nos desenvolvemos; não nos desenvolvendo, ficamos frustrados; ficando frustrados, podemos recorrer a prazeres paliativos.

Motivações inconscientes

As pessoas em geral se iniciam no mundo das drogas pelo álcool e pelo cigarro. Depois fumam a maconha. Embaladas pela curiosidade e pelos convites do grupo, experimentam cocaína, *ecstasy* e ácido lisérgico até finalmente chegarem à morfina e à heroína, as chamadas *hard drugs* (drogas pesadas).

O dependente seguiria, então, uma trajetória das drogas mais leves às mais pesadas, subindo pela pirâmide do vício à medida que sua vida vai se degradando cada vez mais.

Essa teoria da escalada sinistra dos tóxicos tem algum fundamento e não raro descreve com precisão a história de vários drogados.

Mas ela não explica, por exemplo, por que alguns alcoólatras jamais utilizam outros tóxicos. Ou por que alguns se tornam maconheiros e nem se interessam pela cocaína. Ou por que muitos cocainômanos não se ligam em maconha ou álcool, enquanto alguns vão direto para morfina e heroína, mal estagiando em outras drogas. Nem todo maconheiro bebe álcool. E há também quem goste de associar a bebida a outras drogas.

Há uma gama variada de combinações possíveis dentro do mundo das drogas.

Existem fatores culturais em cena. Há 30 anos, por exemplo, praticamente só existiam o álcool, o cigarro e a maconha.

Fatores econômicos também pesam: existem drogas mais caras que outras.

Contudo, se esses fatores explicam em parte a preferência por determinadas substâncias, não esgotam o assunto.

É preciso levar em conta motivações psicológicas individuais.

Vejamos, por exemplo, a inclinação para a morfina e a heroína. Ambas geram uma espécie de sono acordado, uma sensação de sonhos paradisíacos, que dá lugar ao pesadelo quando cessa o efeito.

Isso leva a crer que as drogas acionam fixações dos níveis mais primitivos do psiquismo.

Quando nascemos, dormimos de 18 a 20 horas por dia aquele soninho gostoso, entre cobertas e lençóis aconchegantes. Mesmo acordados, ficamos meio sonolentos e permanecemos sonhadores. É a própria vida dos anjos, entre espreguiçadelas e bocejos.

Algumas pessoas, no nível profundo de suas emoções, ficam ligadas demais a esse tipo de prazer, aos "baratos" inaugurais.

A busca da morfina e da heroína é muitas vezes inspirada nessa saudade de uma sonolência perdida. Quer-se a todo custo recuperar o paraíso que o crescimento deixou para trás.

A maconha já não é uma droga tão regressiva, pois sob seu efeito não se fica tão profundamente mergulhado no sonho e completamente desligado do mundo.

A maconha conduz a um estágio intermediário entre o sonhar acordado e estar totalmente desperto.

Ora, esse estado não é o de um recém-nascido, mas o de uma criancinha. Ela não é tão desligada do real. Embora tenha a mente dominada por fantasias, também se relaciona amplamente com a realidade. Sua vida não se limita às sensações físicas e psíquicas.

A pérola musical "The Long and Winding Road" se encontra no penúltimo álbum a ser gravado (e último a ser lançado) pelos Beatles, *Let It Be*. A produção, desta vez, não foi realizada por George Martin, e os Beatles não chegaram a acordo sobre a qualidade da gravação. Resolveram, então, deixar esse disco de lado e fazer uma obra de arrasar, como nos "velhos tempos", desta vez produzida novamente por George Martin: surgiu então *Abbey Road*, que é mais uma das várias obras-primas da banda. Quanto ao álbum *Let It Be*, ficou guardado durante quase um ano nas prateleiras da Apple. Paul garante que não ouviu os arranjos, providenciados por Phil Spector, antes do lançamento do disco, e disse ter detestado a orquestração de ▶

Nela existem enamoramentos, afeições, sentimentos apaixonados e enternecidos.

A maconha representaria, assim, uma modalidade adulta e juvenil de retornar aos "baratos" de menino, ao mundo encantado da infância.

Não se volta a ser criança, mas se recuperam as sensações do mundo mágico da infância.

O álcool é uma droga menos regressiva ainda. Não faz sonhar, mas anestesiar, embriagar-se de sensações inebriantes. Trata-se, também, de reduzir as culpas, tranquilizar angústias. Por isso o álcool é procurado como antidepressivo e tranquilizante.

A cocaína, por sua vez, é uma droga eminentemente antidepressiva. Ela não visa a recuperar a magia como outras drogas. Ela é usada para não deixar cair a peteca; para enfrentar a depressão da perda da capacidade de sonhar. Afinal, ela não é geradora de sonhos e sim de excitações.

Sem dúvida, a cocaína é uma das drogas mais pobres e perniciosas que existem. Opção de perdedor.

O retorno à liberdade

Nesses 30 anos de prática médica, aprendi que toda doença tem uma história. O corpo vai contando essa história com títulos e subtítulos.

Os sintomas da doença ou os subtítulos desse roteiro chamam a atenção do médico ou terapeuta nos momentos mais dramáticos. Ou seja, o sintoma é uma forma corporal de comunicação da doença.

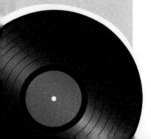

Drogas: questões polêmicas

Ao mascarar e esconder os sintomas, as drogas impedem o corpo de se expressar. E, para piorar, esses prazeres químicos artificiais despertam as mais furiosas compulsões. Por isso são "perigosíssimos".

Quem sucumbe a uma compulsão está mais sujeito a desenvolver outras.

Só se consegue manter adormecida uma compulsão se todas as substâncias que afetam a mente forem evitadas.

Não basta evitar o primeiro "gole" ou a primeira "tragada". É preciso evitar ambos.

Por isso, nos casos em que a pessoa já está inteiramente viciada tornam-se indispensáveis medidas de caráter médico.

A primeira etapa do tratamento consiste na desintoxicação do organismo. Mas não se pode parar por aí.

É imperativo oferecer auxílio para reverter as motivações profundas que alimentam o vício.

Em outras palavras, impõe-se uma terapia prolongada, e também o uso de medicamentos modernos, especialmente nos casos de grande instabilidade emocional.

A estrada é longa e cheia de curvas.

Uma das músicas dos Beatles fala desse caminho. Os rapazes foram apresentados à maconha pelo cantor Bob Dylan e ao LSD pelo dentista de George Harrison. "The Long and Winding Road" aborda a dificuldade para deixar o vício e o sofrimento ao caminhar pela estrada que não acaba nunca e parece retornar sempre.

"The Long and Winding Road". A opinião dele, no entanto, se suavizou com o passar do tempo. Não há como negar que a composição, que já é belíssima por si própria, ficou muito bem com o som da orquestra junto à guitarra, ao piano, ao baixo e à bateria. Gravada numa época em que os Beatles deixavam de existir materialmente para passar à condição de patrimônio sonoro da humanidade do mais elevado nível, essa é uma daquelas músicas em que a separação dos quatro, paradoxalmente, teve o efeito de solidificar sua união para sempre, em música e em letra: *Beatles for ever.*

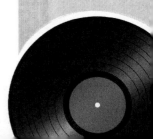

REVOLUTION

You say you want a revolution,
Well, you know
We all want to change the world.
You tell me that it's evolution,
Well, you know
We all want to change the world.
But when you talk about destruction,
Don't you know that you can count me out.
Don't you know it's gonna be
Alright... Alright... Alright...

You say you got a real solution,
Well, you know
We'd all love to see the plan.
You ask me for a contribution,
Well, you know
We're all doing what we can.
But if you want money for people with minds that hate,
All I can tell you is brother you have to wait.
Don't you know it's gonna be
Alright... Alright... Alright...

You say you'll change the constitution,
Well, you know
We'd all love to change your head.
You tell me it's the institution,
Well, you know
You'd better free your mind instead.
But if you go carrying pictures of Chairman Mao,
You ain't going to make it with anyone anyhow.
Don't you know it's gonna be
Alright... Alright... Alright
Alright, alright, alright, alright,
Alright, alright, alright...

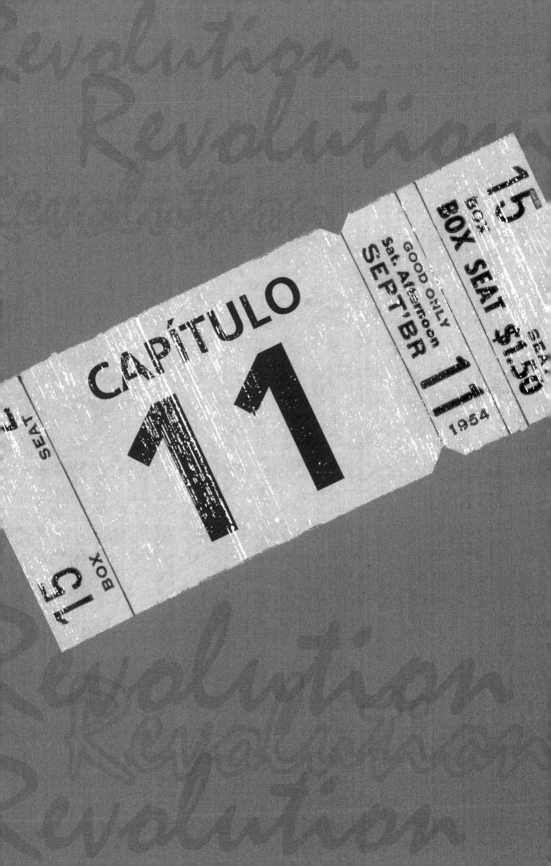

… E nossos filhos cantam as mesmas canções

CIDADANIA E ÉTICA

You say you want a revolution,
Well, you know
We all want to change the world.
You tell me that it's evolution,
Well, you know
We all want to change the world.

REVOLUTION (Lennon/McCartney)[14]

Violência, guerras, sequestros, assaltos, assassinatos, estupros, destruição do meio ambiente. O noticiário sobre o Brasil e o mundo desfila uma sucessão de problemas.

Em nosso meio ainda faltam boas escolas, há dificuldade de acesso aos serviços de saúde, desemprego, salário baixo, mortalidade infantil, alta criminalidade, corrupção, impunidade dos poderosos e políticos, hipocrisia...

Todos os crescimentos sem planejamento (das cidades, das famílias, das empresas) acabam em desorganização, tensão e conflitos, pois alimentam um ciclo vicioso: quanto mais a população cresce de forma desordenada, menos acesso tem à educação e ao planejamento familiar e mais se ampliam os problemas sociais, com aumento consequente da população.

---

[14] JOHN LENNON; PAUL MCCARTNEY. "Revolution", com arranjos diferentes em compacto simples e como faixa do álbum duplo *The Beatles* (conhecido informalmente como "The White Album" e, no Brasil, "Álbum Branco"). The Beatles. Apple, 1968.

Esse ciclo vicioso poderia ser resumido pelo esquema abaixo:

População → Desemprego → Fome → Violência → Falta de acesso a educação e saúde → Famílias sem planejamento → Aumento da população.

Existe uma rede ligando fome, desemprego, assassinato, prostituição, drogas e mercado de trabalho.

Como se não bastasse, pobreza e ignorância geram desintegração familiar, alcoolismo, violência doméstica.

A criança é o polo mais frágil desse colapso social e, portanto, o elo mais exposto. Por isso ao andarmos pelas ruas vemos tantos meninos pelas esquinas e sob os viadutos.

Quando a criança e o jovem são valorizados, formam a semente no plantio do progresso social e econômico de um país. Nenhuma nação consegue avançar sem investir em Educação e Saúde.

Para se desenvolver, um país precisa defender o princípio básico da cidadania: construir uma sociedade "sem violências".

Cidadania é o direito de ter uma ideia e poder expressá-la.

É ter o direito de ter direitos.

É ter o direito de ser negro, índio, homossexual, sem ser discriminado.

É ter direito de praticar uma religião sem ser perseguido.

A História nos mostra que muitos morreram em defesa da igualdade de direitos e pela conquista da liberdade.

Muitos lutaram para derrubar preconceitos e combater a concepção de que o rei tudo pode porque tem poderes divinos e que a seus súditos só cabe obedecer cegamente, sem questionar.

No Brasil, as mulheres só começaram a votar em 1934. Não faz tanto tempo assim.

Em 1948, após a Segunda Guerra Mundial, surgiu a "Declaração dos Direitos Humanos", assinada pelos países integrantes da Organização das Nações Unidas (ONU).

Mais de seis décadas se passaram e muitas pessoas ainda não podem exercer esses direitos. No século XXI, os três males que assombram o mundo são: a violência, o desemprego e as drogas.

As amarras do paternalismo

Em 1995, Fernando Henrique e Ruth Cardoso visitaram um museu na Bélgica. O então presidente e a esposa pararam para apreciar um quadro que mostrava um camponês recebendo um pão.

Fernando Henrique Cardoso comentou: "Olha aí a renda mínima".

Ruth, com seu jeito despachado, fulminou: "Que renda mínima?! Isso é assistencialismo".

O presidente se calou e a visita seguiu.

De fato, o assistencialismo do Estado ou por parte dos pais formata o comodismo, a preguiça, a mediocridade, a passividade, uma deformidade que já começa a ter consequências nefastas sobre os jovens.

Ele não ajuda a amadurecer, não confere a capacidade de assumir responsabilidade, não contribui para o desenvolvimento de pessoas íntegras, protagonistas das próprias vidas.

Somente alimentar, dar escola e dinheiro imaginando fazer justiça social é nivelamento maternal, uma visão capenga de cidadania.

E assim a cultura da adolescência eterna se expande.

O paternalismo aprofunda raízes na terra fertilizada por um sistema que não oferece alternativas sólidas para melhorar a dignidade humana. Ao contrário, incentiva o atraso.

Um empresário hoteleiro de Santa Catarina, no sul do Brasil, queixou-se da dificuldade de contratar empregados em uma região onde o Bolsa-Família deu abrigo a muita gente. Evitava-se o trabalho produtivo para não perder a mesada do pai-governo.

A sombra da acomodação embaçava as relações de trabalho.

Para cada filho a família recebia 18 reais, só que em muitas regiões essa quantia funcionava como incentivo para aumentar a prole, desprestigiando o planejamento familiar, que é fundamental para o desenvolvimento de um país.

Em alguns lugares, inclusive, esse dinheirinho ganhou o apelido de "bolsa-transa".

Quem perde a médio e longo prazo é o sistema produtivo, capaz de gerar não só mais jovens trabalhadores como também autoestima, essencial para a saúde mental e a felicidade individual.

Distribuir dinheiro às famílias como se entrega uma moeda a um garoto na esquina é uma esmola estatizada.

Ou a eterna mesada de nossos filhos.

Dá-se o peixe a multidões e o anzol é esquecido.

Formata-se na base da cidadania uma argamassa frouxa, inconsistente. Jamais essa estrutura terá condições de sustentar os eixos do civismo, do amor ao trabalho, da elevação de valores éticos e morais para a construção de um país mais justo.

O resultado são jovens de barriga cheia, cabeça vazia, coração pequeno (pela baixa autoestima) e uma vida mental desprovida de sonhos.

E assim vamos preparando uma geração de deprimidos. Favorecemos a estagnação, a água parada, enquanto a vida é sinônimo de movimento.

Tudo isso começa em casa. É no lar-doce-lar que nossos filhos devem exercitar o embrião da cidadania.

Sempre que não enfrentamos uma situação olho no olho, ou seja, de forma objetiva e clara, estamos adiando o problema.

Rebeldia útil

Em 2008 as grandes mobilizações estudantis completaram 40 anos.

Os movimentos estudantis oferecem ao jovem a oportunidade de se tornar cidadão, escapando da tendência à alienação e ao apolitismo.

Nesse sentido, um dos anos mais emblemáticos foi 1968. A revolta estudantil se propagou como uma onda, atingindo vários países.

O denominador comum foi a revolta contra o autoritarismo do Estado e da família. Nos países ocidentais desenvolvidos, jovens de classes privilegiadas mostraram sua insatisfação com o consumismo e buscaram na vida comunitária meios para resolver os problemas e as aspirações humanas.

Foi um processo de autoafirmação da adolescência como entidade social e cultural.

Em maio, estudantes da Universidade da Sorbonne, na França, saíram pelas ruas de Paris para protestar contra o anacronismo da academia. O movimento ganhou apoio de outros setores da sociedade e acabou se transformando em manifestação contra o governo.

No mesmo ano, no Rio de Janeiro, o aumento no preço das refeições em um restaurante estudantil provocou um protesto. Um estudante, morto no confronto com a polícia, foi carregado com a camisa ensanguentada até a Assembleia Legislativa.

Nos Estados Unidos da América, os estudantes protestavam contra a Guerra do Vietnã.

A "passeata dos cem mil" em São Paulo (1976-1977) tornou-se um importante movimento contra a ditadura.

Em 1992, estudantes de caras pintadas pediram (e conseguiram!) o *impeachement* do então presidente Collor de Mello.

Na Venezuela, os estudantes foram fundamentais para a primeira derrota do presidente Hugo Chávez.

Em Brasília, "os caras lavadas" derrubaram o reitor corrupto.

Porém hoje nos parece que os rebeldes sem causa são menos perigosos que aqueles que carregam grandes bandeiras.

O ex-líder estudantil e hoje deputado cassado José Dirceu terminou denunciado como idealizador do "mensalão" (esquema de compra de votos dos parlamentares).

Lindberg Farias, que liderou os caras-pintadas, hoje é um prefeito petista investigado por licitações fraudadas.

A história do comunismo é fundamentada em repressão e censura. Assistimos à sua derrocada com a extinção do regime soviético de opressão aos direitos individuais e a queda do Muro de Berlim, em 1989, que abriu as portas do Ocidente aos países do Leste europeu.

Revolução poética

Os Beatles tiveram importância nesse processo, ajudando a mudar a cabeça dos jovens russos dos anos 60/70 que hoje são dirigentes da nação: "Foi como devorar liberdade. A música deles era como uma janela aberta para o mundo", reconheceu o atual primeiro-ministro da Rússia Vladímir Putin.

"Paul, John, George e Ringo fizeram mais pela queda do comunismo do que qualquer instituição ocidental", afirmou o sociólogo russo Artemi Troitski.

Por meio de suas músicas, os Beatles provocaram uma revolução espiritual no coração dos jovens. Ofereceram uma alternativa a um sistema de crenças em que ninguém mais acreditava realmente. O povo sabia que era uma mentira, mas só restava conviver com ela.

Os Beatles ofereceram algo honesto e verdadeiro, que lhes falava ao coração. O rock'n'roll dos rapazes foi provavelmente a revolução mais pacífica do mundo. Eles prepararam o desaparecimento silencioso do regime repressor.

O rock é muito mais do que simplesmente música. É uma atitude, uma maneira de se vestir e de se comportar. É autonomização, ou seja, a autonomia da adolescência que se impõe e se afirma como oposição aos valores do mundo adulto, de pais e professores conservadores.

Foi depois de 1968 que os homossexuais e as minorias étnicas se afirmaram e que o novo feminismo se desenvolveu.

Antes a imprensa dizia às mulheres: "Sejam bonitas e façam uma boa comidinha para agradar os seus maridinhos".

Após 68 essa mesma imprensa passou outro recado: "Vocês estão envelhecendo, seus filhos foram embora e seus maridos não são fiéis. Mas vocês têm valor. Resistam".

Foi uma crise da ideia de felicidade que é o grande "mito" da sociedade ocidental.

Infelizmente, porém, o "mal-estar" que gerou o movimento de 68 agravou-se nas últimas décadas.

A vida "urbana" gerou estresse e ritmos de trabalho desumanos.

A poluição cresceu, trazendo males terríveis.

Nossa civilização mostrou-se incapaz de impedir a existência de ilhas de miséria, fome e violência.

Parece que minha geração que tanto brigou perdeu a fé no progresso.

As religiões não evoluíram. E o homem se desumanizou.

A ciência gerou vida e também destruição. A economia é um caos.

Os níveis culturais, a visão comunitária, a dignidade dos políticos, tudo isso despencou. A imensa maioria abraçou a corrupção.

O mundo civilizado nos deu a ilusão de que o crescimento da economia resolveria os problemas na Educação e na Saúde. Mas só inspirou "estagnação".

Nosso "mal-estar" ficou mais profundo e a depressão se tornou epidêmica, principalmente nas classes sociais com acesso ao consumo.

Tudo isso gera um sentimento de que o presente não vislumbra um futuro. E assim também se esvaziam os sonhos e projetos humanitários.

O risco é que o jovem se agarre aos prazeres imediatos, tenha mais dificuldade em se comprometer com o amanhã e se agarre a um "presente" desprovido de sentido ou ao passado nebuloso que é a religião.

O mundo islâmico cada vez mais se confronta com o Ocidente, tomado por um "desespero" ligado à lembrança de um passado socialista de democracia em contraposição à corrupção trazida pelo capitalismo.

A salvação parece estar na radicalização das religiões.

Só que o mundo ocidental não é muito diferente, mesmo porque o cristianismo e o judaísmo têm um tronco comum com o islã. São três religiões politeístas que compartilham o mesmo patriarca, Abraão, além de se envolverem em guerras que ocasionam muitos males à humanidade.

Cidadania e ética

Com a TV e a internet o planeta ficou pequeno. Porém o sistema de comunicação não facilita a compreensão, apenas a informação.

E o jovem precisa compreender melhor os problemas do mundo.

As músicas dos Beatles cumpriram esse papel.

Durante muito tempo Brian, seu empresário, negou aos rapazes a expressão de sentimentos políticos.

Mas não foi necessário falar abertamente. Seu carisma, sua alegria, suas letras honestas, claras e autobiográficas falaram por uma geração.

Com lirismo e irreverência, esses adolescentes talentosos trabalharam como gente grande e silenciosamente fizeram uma revolução.

A música "Revolution" foi escrita durante o período em que se travava a guerra do Vietnã. Ela defende que podemos mudar o mundo utilizando métodos pacíficos. É uma letra otimista e atual.

É interessante notar que John refletia sobre o apoio aos movimentos sociais, já nessa época. A música "Revolution" tem duas versões, uma de rock pesado com guitarras distorcidas, lançada em compacto simples, e a outra um pouco mais lenta, no "Álbum Branco". Há uma pequeníssima diferença na letra entre as duas versões: numa delas ele canta: "you can count me out... in", como quem diz que até poderia vir a apoiar ideias de uma revolução mais radical. Os anos depois da separação dos Beatles trariam o aprofundamento dessa tendência e o posterior refluxo a uma visão de vida mais moderada e tranquila. No entanto, para dar ideia da imensa e ilimitada criatividade dos Beatles – e de Lennon, no caso –, John usou trechos da gravação de "Revolution" como base para fazer com Yoko Ono uma colagem sonora (equivalente, na música, ao cubismo na pintura e ao concretismo na poesia), chamada "Revolution 9", que foi incluída no "Álbum Branco" e assinada "Lennon-McCartney".

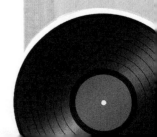

MY SWEET LORD

My sweet Lord
Hum, my Lord
Hum, my Lord
I really want to see you
Really want to be with you
Really want to see you, Lord
But it takes so long, my Lord

I really want to know you
Really want to go with you
Really want to show you, Lord
But it won't take long, my Lord (Hallelujah)

My sweet Lord (Hallelujah)
Hum, my Lord (Hallelujah)
My sweet Lord (Hallelujah)
Really want to see you
Really want to see you
Really want to see you, Lord
Really want to see you, Lord
But it takes so long, my Lord (Hallelujah)

I really want to know you (Hallelujah)
Really want to go with you (Hallelujah)
Really want to show you, Lord (AhhhAhhh)
But it won't take long, my Lord (Hallelujah)

Hum, Hum (Hallelujah)
My sweet Lord (Hallelujah)
My, my, my Lord (Hallelujah)
Hum, my Lord (Hare Krishna)
My, my, my Lord (Hare Krishna)
Hum, my sweet Lord (Krishna, Krishna)
Hum, Hum (Hare, Hare)

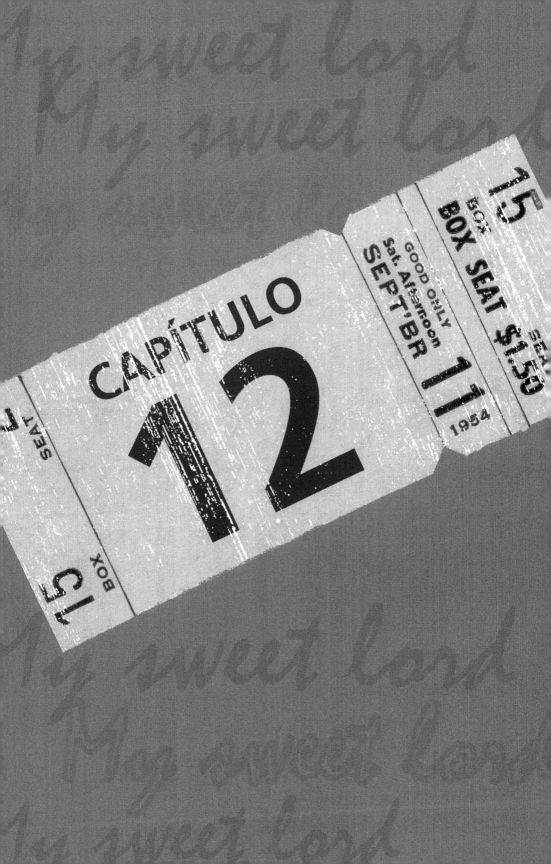

Fé E Religiosidade

My sweet Lord
Hum, my Lord
Hum, my Lord
I really want to see you

MY SWEET LORD (George Harrison)[15]

Destoando dos jovens alegres que desciam uma alameda do bairro dos Jardins, em São Paulo, com uma coreografia divertida, em suas roupas, tênis e bonés coloridos, logo atrás vinha um grupo de adolescentes vestidos de preto. Seus sapatos pesados e os corpos retilíneos pareciam marchar em uma cena militar.

Minha namorada apontou o grupo e exclamou: – Crianças judias!

Eu discordei: – Crianças judias, não. São crianças com pais judeus ortodoxos que as fantasiaram com seus rígidos valores.

Não existem crianças e jovens católicos, muçulmanos, judeus, budistas ou evangélicos. Existem famílias que impõem suas religiões, catequizando os filhos antes que possam discernir sobre sua fé.

Não seria mais justo aguardar o desenvolvimento neurológico desse jovem para ele conhecer as crenças em geral e só então escolher aquela que dê paz ao seu coração ou então nenhuma?

Sim, estou me referindo ao ateísmo.

Ser ateu às vezes pode ofender mais do que ser pedófilo.

---

[15] GEORGE HARRISON. "My Sweet Lord", do álbum triplo *All Things Must Pass*. George Harrison. Apple, 1970.

Não seguir ou adorar algum "Deus" costuma ser traduzido como defender o "mal".

Parece até que não existe saúde mental sem conviver com uma religião.

Quem não tem "religião" apresenta um defeito?

Princípios éticos como solidariedade, amor ao próximo e à natureza só existem em pessoas com religião?

É tão preconceituoso quanto classificar os jovens judeus de preto como tristes e infelizes e os jovens de roupas coloridas como alegres e felizes. Pode ser o contrário.

A educação religiosa é transmitida em casa, onde os pais podem (e até se espera por isso) determinar para os filhos a verdade e a mentira, o certo e o errado. Mas será que as crianças não têm o direito de não ter a cabeça feita pela exposição de péssimas ideias?

Será que os pais têm "permissão divina" para "aculturar" os filhos com seus dogmas religiosos?

Podem limitar os horizontes do conhecimento dos filhos ao criá-los em uma atmosfera de superstições ou insistir em que sigam os caminhos estreitos e predefinidos de sua fé?

Crianças e jovens não teriam o direito de não terem suas ideias confundidas com absurdos?

A sociedade não deveria proteger uma criança que é ou foi aterrorizada pela imagem do diabo?

Cada vez mais me deparo com ótimos pais que estão educando crianças e jovens serenos, educados, equilibrados com ótimos valores éticos, mas sem fazer a cabeça para esta ou aquela religião.

Ensinei aos meus filhos como pensar e não o que pensar. Isso é tarefa deles. Maduros eles definirão sua fé e espiritualidade, sua crença no amor e na solidariedade humana.

Muito além de dogmas e regras

O que tradicionalmente chamamos de religião não passa de crença organizada sob a forma de dogmas, rituais e superstições enfiadas goela abaixo por manuais.

Cada religião tem seu livro sagrado, seu intermediário, seus sacerdotes e seus métodos de manter as pessoas sob controle.

Quase todos nós fomos condicionados a aceitar isso.

A história da religião se iniciou quando o homem das cavernas, na luta pela sobrevivência, imaginou que uma força maior (a natureza) pode lhe trazer tanto o alimento quanto o sofrimento.

Um raio brilhando no céu e o barulho do trovão contribuíram para a criação do conceito de força maior. Então o sentimento que está por trás da origem das crenças e superstições é o medo.

No decorrer do tempo essas crenças foram se organizando em instituições de poder.

E a partir daí foram criados manuais por intermédio dos quais se faz o condicionamento, a chamada "educação religiosa". O resultado prático é colocar o homem contra o homem, criando antagonismos entre os próprios crentes e contra os seguidores de crenças diversas. Essa é a origem das guerras religiosas.

Como médico, já presenciei mães que abandonam filhos para saírem pregando com um desses manuais debaixo do braço. Em nome de Deus deixam as crianças à mercê da rua.

Vi filhos revoltados contra mães por antagonismos religiosos, criando dentro de casa um clima de guerra santa de dar inveja a qualquer cruzada da Idade Média.

Embora as religiões anunciem adorar a Deus e ensinar o amor entre os homens, em geral elas instauram o terror com a doutrina de "recompensa e punição" e perpetuam a desconfiança com a rivalidade de seus dogmas.

Influências inibitórias de qualquer espécie de condicionamento, político ou religioso, impedem e bloqueiam a liberdade de sentir, refletir e pensar.

Da mesma forma, dogmas e rituais não trazem a paz. Não conduzem à vida espiritual, pelo menos não do modo como eu encaro a espiritualidade.

A educação religiosa, no seu verdadeiro sentido, consiste em levar a criança e o adolescente a compreender suas próprias relações com as pessoas, os objetos e a natureza.

Na falta do autoconhecimento, todas as relações, com cada um e com todos, produzem conflitos e adversidades sem solução e com repercussões negativas na vida.

A maioria desses ensinamentos não pode ser transmitida de forma apenas verbal. O verdadeiro significado da vida espiritual poderá ser passado aos filhos por meio de atitudes quando os pais e a sociedade finalmente entenderem o valor das relações.

A educação geral e religiosa desaconselha a investigação, a dúvida, a crítica.

No entanto, só quando investigamos o significado dos valores que a sociedade e a religião colocaram em nós é que começamos a descobrir o "verdadeiro" sentido da espiritualidade.

Nós nos aproximamos do "sagrado" quando cuidamos das crianças, respeitamos os idosos e preservamos a natureza.

A frase abaixo, de minha autoria, resume essa visão nada convencional de espiritualidade:

O divino e o espiritualizado são toda criação que na ausência do seu criador levam amor e paz ao coração das pessoas independentemente de raça, classe social ou religião. Estão na arte, na ciência. E, por que não, num filho brilhante?

> Quando, em 1966-1967, George começou a ter interesse pela música e pela cultura indiana, contagiou os outros três beatles, ávidos de novidades e de fontes de criação, como sempre. Por isso, resolveram assistir a palestras e seminários do iogue Maharishi Mahesh, que estava no Reino Unido. Enquanto participavam de seu primeiro seminário de meditação, ocorreu a morte, em Londres, do empresário e mentor da banda, Brian Epstein. Desolados, os Beatles encontraram consolo nas palavras e nas técnicas de Maharishi, e resolveram aprofundar o estudo da meditação na Índia. O primeiro a se decepcionar foi John, por notar o interesse sexual do guru pelas garotas que acompanhavam o grupo. Ringo e Paul também se afastaram logo, contrariados pelo interesse monetário, ▶

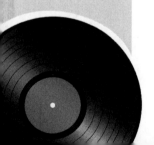

Autonomia para descobrir

A adolescência é a época adequada para crescermos com retidão e lucidez.

Se a mente e o coração não forem moldados por "prevenções e preconceitos", então o jovem estará livre para descobrir pelo autoconhecimento o que se encontra além e acima dele.

Não acredito em "religião de condicionamento".

A verdadeira "religiosidade" da alma humana passa pelo sentimento de solidariedade e gratidão. Não pode ser confundida com crenças e rituais, esperanças e temores.

Acredito num estado de quietude da alma, em que reina a realidade da vida e da morte.

Deus é realidade.

Mente tranquila não é mente "condicionada" ou "exercitada" para atingir um estado de tranquilidade.

(O resultado da negação da realidade biológica pode ser desastroso, vide o escândalo dos padres pedófilos!)

A quietude ou paz só vem quando a mente compreende seus próprios movimentos e aceita a realidade da biologia do seu corpo.

Seja qual for a educação sob a forma de religião organizada, é um "pensamento que se congelou" e com o qual o homem construiu seus templos e suas igrejas.

Ele se torna um "consolo para os tímidos e um narcótico para os que sofrem".

Fé e religiosidade

Devemos ajudar os jovens a compreender seus conflitos e suas dificuldades e a não maquiar nem anestesiar a dor e o medo com símbolos fantásticos e regras congeladas.

A verdadeira educação colabora para o jovem se manter inteligentemente desperto e discernir por si mesmo o real do imaginário.

Os Beatles foram até a Índia à procura de uma religião.

Acabaram se decepcionando com seu guru. Então tomaram outro rumo. Foram buscar dentro deles, nas suas composições, nas relações com seus amigos, nos familiares, na natureza, no trabalho e no lazer, e assim encontraram a "sua paz".

material, dos líderes espirituais. George também se afastou de Maharishi, mas manteve o interesse pelo hinduísmo e se converteu a essa religião, na forma praticada pelo movimento Hare Krishna, tendo sido seu fiel até morrer, em 2001. Mesmo decepcionados, os Beatles ressaltaram, anos depois, o papel positivo que a meditação passou a exercer em sua vida, inclusive no afastamento das drogas pesadas.

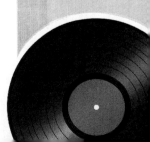

Mind Games

We're playing those mind games together
Pushing the barriers, planting seeds,
Playing the mind guerrilla,
Chanting the mantra Peace on Earth.

We all been playing those mind games forever
Some kinda druid dudes lifting the veil
Doing the mind guerrilla,
Some call it magic, the search for the grail.
Love is the answer and you know that for sure.

Love is a flower, you got to let it, you got to let it grow.
So keep on playing those mind games together.

Faith in the future, outta the now.
You just can't beat on those mind guerrillas
Absolute elsewhere in the stones of your mind
Yeah, we're playing those mind games forever
Projecting our images in space and in time.

Yes, is the answer and you know that for sure.
Yes, is surrender, you got to let it, you got to let it go.

So keep on playing those mind games together,
Doing the ritual dance in the sun.
Millions of mind guerrillas
Putting their soul power to the karmic wheel
Keep on playing those mind games forever,
Raising the spirit of Peace and Love.

Love...
(I want you to make love, not war, I know you've heard it before)

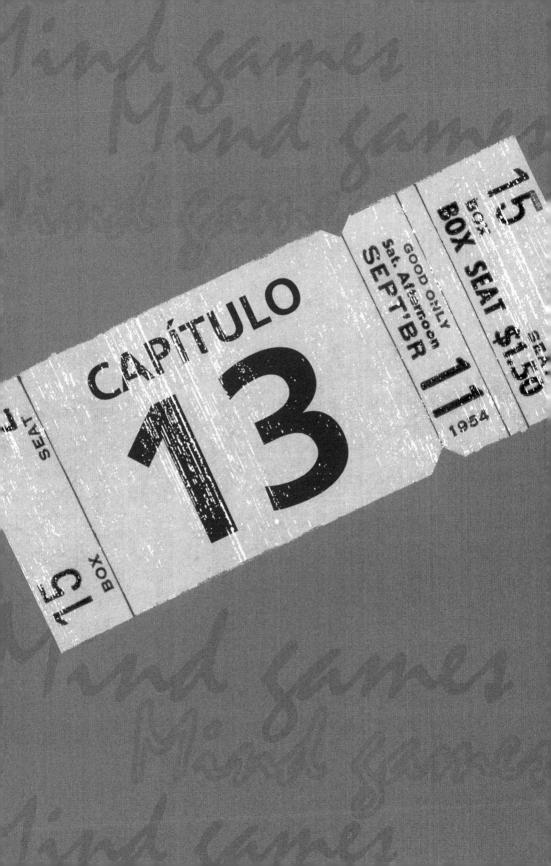

O JOVEM ADULTO

We're playing those mind games together
Pushing the barriers, planting seeds,
Playing the mind guerrilla,
Chanting the mantra, Peace on Earth.

MIND GAMES (John Lennon)[16]

Diz o ditado que nossos filhos só nos compreenderão quando se tornarem pais. É verdade! Porém relativa!

A vida e suas experiências bem vividas nos tornam mais compreensivos, tolerantes e flexíveis.

Pode também acontecer o inverso: deixarem-nos ressentidos, chatos, rabugentos e rígidos.

Em média, 25 anos separam pais de 40 a 50 anos dos filhos de 18 a 23 anos.

Na minha adolescência (1964-1974) existia um abismo entre as gerações. A diferença de valores era imensa. Não havia possibilidade de diálogo entre pais e filhos.

Parecia que o idioma era diferente. Os pais e as autoridades em geral falavam grego e os jovens, tupi-guarani.

Hoje a distância entre as gerações diminuiu. É possível um diálogo aberto, preservando-se a autoridade paterna conquistada com amor e não imposta pelo medo e pelo poder.

---

[16] JOHN LENNON. "Mind Games", do álbum *Mind Games*. John Lennon. Apple/EMI, 1973.

Os jovens de hoje valorizam o suporte familiar. Eles encontram confiança e segurança em casa e têm nos pais uma fonte de alegria maior que a nossa geração.

Preocupam-se em ter um trabalho gratificante e deslanchar na carreira, mas sem tanta pressa.

Defendem o meio ambiente. Usam roupas que expressam seus desejos. São fortes e, na imensa maioria, saudáveis.

Valorizam a escolaridade, mas têm a intuição de que o diploma isolado não faz o sucesso de ninguém.

O jovem de classe média tem sonhos, projetos e força para correr atrás. Diferentemente do que acontece nos dois extremos.

Para o muito pobre, o inferno já é aqui e vale tudo: tanto a violência e a desordem quanto a submissão.

Para os de classe muito alta, o paraíso já é aqui e também vale tudo.

Problema ou solução?

Nesse espaço de 25 anos que separa a geração dos jovens da de seus pais, o avanço da tecnologia e a globalização imprimiram significativas mudanças nos vínculos sociais, no amor, no trabalho e na família.

No entanto, sentimentos como insegurança, desamparo, angústia e medo sempre existiram e existirão.

O jovem lida o tempo todo com o novo, o desconhecido. Isso gera insegurança para os mais frágeis e entusiasmo para os criativos.

Somos passageiros de um novo mundo, mutante.

Vivemos em uma sociedade de "riscos" e não de "garantias".

Precisamos reinventar o amor, a educação, a amizade, o casamento e o trabalho.

Os jovens não ficam mais juntos em nome de uma tradição. Eles não amam mais em "nome de" ("Estou com ela por causa dos filhos").

O jovem atual pouco se submete.

É individualismo? Pode ser.

Mas também é bom senso e transparência. É ser honesto consigo mesmo e com o outro.

Se a grande massa da população agisse como o jovem contemporâneo, as igrejas e seus representantes teriam de arrumar outro emprego, porque os dízimos despencariam.

O mais interessante é que, mesmo vivendo em um país com tantas desigualdades e injustiças, os jovens não perdem a esperança.

Uma pesquisa do Instituto Gallup World Poll conduzida em 132 países apurou que o fato de o Brasil ocupar a 52ª posição em renda per capita não impede nosso jovem de ser otimista. Ele aparece em primeiro lugar com o maior índice de felicidade presente e futura, superando o americano, o venezuelano, o dinamarquês e o canadense.

Segundo o autor do trabalho, acreditar no futuro é ser jovem. Por isso a sociedade precisa mudar de postura: temos o hábito de tratar o jovem como problema quando ele é parte da solução.

Integrando pais e filhos

A intenção dos pais quase sempre é saudável e a melhor.

Mas esbarra em algumas limitações.

Ao observarmos nossos filhos adolescentes vamos reviver "nossa própria adolescência", e muitas vezes é difícil rebobinar um filme em que predominam as dificuldades.

O gosto pode ser amargo. Fazer um *flashback* em momentos delicados de nossas vidas pode acionar defesas que ativam comportamentos infantis e muitas vezes agressivos.

Quantos de nós, pais, sofreram com a imagem e a forma do nosso corpo, masturbação, virgindade, drogas, namoro, escola, vocação etc. Por isso em muitas situações os filhos nos dão mais apoio do que nós a eles.

É uma troca, ou seja, em muitas situações "o filho é o pai do adulto".

Por isso eu proponho a **integração de duas gerações**.

Rever toda a criatividade autobiográfica dos rapazes de Liverpool

O jovem adulto

talvez seja uma forma criativa de discutir com nossos filhos o mundo novo e suas particularidades.

Que vivemos uma nova matriz social quando a mãe trabalha e divide com o homem o poder, não há dúvida.

Que a família nos tempos atuais se integra de maneira diferente, também não há dúvida.

E quando nós, os pais, enfrentamos tantas situações e tecnologias novas, apesar de maduros, ficamos adolescentes outra vez!

E quando a liberdade que damos aos filhos é vivida com responsabilidade, eles também ficam adultos mais cedo.

É um processo dinâmico!!!

Nenhum adulto é sempre maduro e responsável o tempo todo e nenhum adolescente é infantil e irresponsável o tempo todo.

Seria ingenuidade pensar assim!!!

Mais maduro, John Lennon compôs uma canção reflexiva em relação aos processos mentais. No jogo da vida eles sempre dividem sentimentos e nos empurram para prosseguir buscando o equilíbrio e a paz interior.

A serenidade é alcançada quando desfrutamos o sentimento de gratidão pelo que a vida nos deu.

O que podemos assegurar é que o tempo vivido facilita o amadurecimento. Mas em hipótese nenhuma é uma equação linear: adulto = maduro = responsável.

Estamos cotidianamente exercitando os jogos mentais, enfrentando situações de risco e plantando sementes de esperança.

Crescer é uma luta. Que para os maus pode ser sombria e inglória. E para os bons, criativos, talentosos e batalhadores prevalecerá sempre a luz.

John Lennon encarna com perfeição essa trajetória. Depois do fim dos Beatles – que, segundo John, ocorreu porque eles não conseguiriam se manter criando algo totalmente novo e de alta qualidade a cada disco, e essa era a premissa básica da permanência do sucesso do grupo –, Lennon abraçou a causa da paz, tendo produzido "Imagine", música-tema clássica de quem sonha com um mundo melhor. Depois disso, entrou num período de músicas e letras mais agressivas, pregando abertamente a revolução radical e tomando partido em conflitos políticos que chegavam a envolver violência. Com isso, seus novos discos, apesar da ótima qualidade musical, pararam de vender como antes. Então, numa fase mais moderada, produziu "Mind Games", obra mais introspectiva e reflexiva, em que relativizava o radicalismo, em 1973. Dois anos depois disso, teve seu único filho com Yoko, Sean Lennon, e ficou cinco anos sem gravar – "fazendo pão e criando o filho", em suas próprias palavras. Em 1980, quando resolveu voltar à música, foi morto por um desequilibrado.

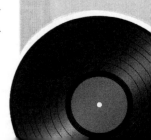

Here comes the sun
Hey Jude
Strawberry Fields Forever
Nowhere man
You've got to hide your love away
Help!
Something
Lady Madonna
She's leaving home
Lucy in the sky with diamond
The long and winding road
Revolution
My sweet lord
Mind games

CONCLUSÃO

The love you take is equal
to the love you make.

All you need is love.

Give peace a chance.

Imagine... you may say
I`m a dreamer, but
I`m not the only one.

Através Do Universo E Das Gerações

O amor que você recebe é igual ao amor que você pratica.

Tudo o que você precisa é de amor.

Essa foi a herança que os rapazes de Liverpool nos deixaram.

Dê uma chance à paz.

Imagine um mundo sem fronteiras, uma grande irmandade onde prevalecem o diálogo e a compreensão.

Um mundo em que a única religião é a solidariedade humana.

Por meio de suas criações, além do talento, os Beatles irradiavam energia positiva e uma índole boa. O otimismo atravessa toda a sua arte.

Por isso as músicas compostas por eles alcançam todos os cantos do mundo e ainda hoje fascinam as novas gerações.

Quando encerro cada palestra, fico feliz ao perceber pessoas de idades diferentes sensibilizadas por essa energia universal, captada por aqueles rapazes e imortalizada em canções para tocar a alma do mundo.

Parafraseando John Lennon, eu acrescentaria apenas: vocês podem dizer que sou um romântico sonhador, BUT I'M NOT THE ONLY ONE.

Currículo
Malcolm Montgomery

Após o término da residência médica de ginecologia e obstetrícia Malcolm Montgomery participou de um projeto para adolescentes carentes em Santo André, São Paulo.

No serviço da Faculdade de Medicina do ABC, participou do projeto de assistência médica e psicológica ao adolescente "Pampa", juntamente com a Dra. Melisa Vitiello e a Dra. Ismeri Conceição, voltado à população jovem da região.

De 1980 a 1992 atendeu jovens em consultório médico e grupos de apoio psicossocial.

Seus trabalhos científicos na área da adolescência foram citados na tese de doutorado de Anecy de Fátima Faustina Almeida "De Menina a Mãe Adolescente" (Editora UFMS, 1999)

O Dr. Malcolm Montgomery proferiu palestras a convites de:

– V Congresso Brasileiro de Adolescência da Sociedade Brasileira de Pediatria, como relator do tema "Assistência contraceptiva na saúde sexual dos adolescentes", no curso "Sexualidade na adolescência".

Maio de 1993

– VI Congresso Latino-Americano de Sexologia e Educação Sexual, como relator do tema: "Sexualidade e anticoncepção na adolescência", apresentando no simpósio "Sexualidade nos extremos da vida".

Agosto de 1992

– II Jornada de Planejamento Familiar do Sudoeste da Bahia, como relator do tema "Sexualidade na adolescência".

Outubro de 1993

– I Curso de Psicossomática em Obstetrícia e Ginecologia – Associação Brasileira de Medicina Psicossomática – SP e Comissão Nacional de Psicossomática da FEBRASGO – Tema: "Aspectos psicossomáticos da adolescência".

Novembro 1994

- Sociedade de Obstetrícia e Ginecologia do Maranhão – Sogima – Febrasgo na qualidade de expositor do Curso Pré-Congresso Sexualidade, com o tema "Sexualidade na infância e adolescência".

Dezembro de 1995

- SBRH SOBRAC FEBRASGO NORTE SOPAGO SBRASH SBPC – Conferencista do tema "Anticoncepção na adolescência".

Abril de 1995

- Centro de Atenção à Mulher – CAM/IMP Fundação Alice Figueira – Conferencista do tema "Sexualidade da adolescência"

Dezembro de 1995

- 4º Congresso Norte-Nordeste de Reprodução Humana – Participação como palestrante sobre o tema "Contracepção oral, adolescentes e sexualidade".

Setembro de 1995

- Instituto Cavalcanti – Centro de Estudos em Sexualidade Humana – Conferencista do tema "Anticoncepção hormonal na adolescência: queixas mais comuns".

Agosto de 1995

– Instituto Cavalcanti – Centro de Estudos em Sexualidade Humana – Conferencista do tema "Meios de comunicação, adolescência e sexualidade".

Agosto de 1995

- XXII Jornada Goiana de Ginecologia e Obstetrícia – Conferencista do tema "Adolescência – Sexualidade".

Junho 1995

- V Jornada Mineira de Sexologia – Na qualidade de relator no curso "Anticoncepção hormonal: o dia-a-dia do consultório", com os temas "Anticoncepção hormonal e sexualidade" e "Anticoncepção hormonal na adolescência".

Junho de 1996

- I Jornada de Sexualidade do Mato Grosso e Mato Grosso do Sul
II Jornada Mato-Grossense de Ginecologia Infanto-Juvenil – Na qualidade de membro da mesa redonda: "Gravidez na adolescência", com o tema: "O pai adolescente".

Abril de 1996